# Abdominaux : arrêtez le massacre

Les exercices présentés dans cet ouvrage sont tirés de la méthode A.P.O.R.-B. de Gasquet® et ne peuvent faire l'objet d'une utilisation commerciale sans accord écrit préalable (bgasquet@noos.fr).


ISBN 978.2.86214.056.8.
www.robertjauze.com

Dr Bernadette de Gasquet

# ABDOMINAUX : ARRÊTEZ LE MASSACRE

Troisième édition revue

Robert Jauze

Du même auteur

*Bien-être et maternité*, Implexe, 1997.
*Enfance abusée : la mort dans l'âme*, Robert Jauze, 2002.
*Manger, éliminer* (dir.), Robert Jauze, 2004.
*Gym autour d'une chaise*, Robert Jauze, 2004.
*Bébé est là, vive Maman, les suites de couches* (dir.), Robert Jauze, 2005.

# SOMMAIRE

Mes remerciements à

Jacques Thiébaut, mon enseignant de yoga, « chercheur en mouvement »,
Sophie Dumoutet, modèle et dessinatrice,
Jean-Paul Bouteloup, aide technique, dessins et iconographie,
Jean-Gabriel Aubert, photographe et ami.

# INTRODUCTION

## Les abdominaux

Les abdominaux sont les muscles de l'abdomen, qui est la partie du corps située entre le thorax et les membres inférieurs. Contrairement à ce que l'on croit habituellement les abdominaux ne sont pas que devant, ils sont aussi sur les côtés et derrière, tout autour.

### *À quoi servent les abdominaux*

• *À maintenir les viscères* très nombreux qui se trouvent à l'intérieur de l'abdomen, c'est-à-dire les intestins, mais aussi l'estomac, le foie, la rate, les reins, le pancréas, la vessie et, pour la femme, les ovaires et l'utérus.

> Quand à la campagne, on tue un lapin, qu'on le suspend verticalement et qu'on « ouvre le ventre » on voit les viscères venir dans le vide, entourés d'une membrane, le péritoine. Ils sont finalement retenus, suspendus par des ligaments mais pendent comme une poche remplie d'éléments semi-liquides.

Si la paroi abdominale est très relâchée, les organes viennent vers l'avant dans le vide. En effet, à l'arrière, il y a la colonne vertébrale et la direction normale des viscères est d'aller vers l'avant et vers le bas dès que nous sommes verticaux, à cause de la pesanteur.

Sans être obèse, et malgré une sangle abdominale jeune et tonique on constate que le profil est moins plat le soir qu'au lever, surtout si on a été debout toute la journée. Dommage car les robes du soir se mettent le soir !

Les personnes âgées ont souvent cette silhouette de ventre en suspension dans le vide, même lorsqu'elles sont maigres, car il y a une zone de faiblesse naturelle vers l'avant et le bas à cause de la bipédie (c'est différent à quatre pattes), qui étire les muscles, structures élastiques et donc susceptibles de se distendre à la longue. En cas d'augmentation de volume à l'intérieur de l'abdomen, grossesse, obésité, tumeur, ascite (liquide dans le ventre) la paroi musculaire se distend aussi et présente une excroissance vers l'avant.

• *À respirer* : l'inspiration correspond à la descente active du centre du diaphragme, le muscle principal de la respiration, qui est le plafond de l'espace abdominal, la séparation entre le thorax et l'abdomen. Lorsque le diaphragme descend, il repousse vers le bas les viscères abdominaux et le ventre se « gonfle », par l'élasticité des abdominaux. Puis ces mêmes abdominaux, comme un élastique étiré qu'on relâche, reprennent leur taille de repos, se resserrent donc sur eux-mêmes et refoulent le diaphragme vers le haut, ce qui permet de repousser l'air vers la sortie, c'est l'expiration.

• *À faire circuler le sang* : par la respiration, la mobilité abdominale permet au diaphragme de jouer son rôle de pompe, non seulement pour faire entrer et sortir l'air mais aussi pour aider au retour veineux. Lorsque la respiration est purement thoracique, sans mouvement abdominal, le sang a tendance à stagner dans les jambes.

• *À masser le contenu abdominal*, pour stimuler les organes, activer le transit, la diurèse. À chaque mouvement du diaphragme les viscères sont mobilisés. Les reins parcourent ainsi douze kilomètres par jour si on respire correctement. Les personnes sédentaires, les personnes hospitalisées, ou en fauteuil roulant, ont souvent des problèmes de transit et de circulation.

• *À « pousser »* : la défécation, l'accouchement et le vomissement utilisent la pression des abdominaux pour comprimer les organes qui doivent se vider.

• *Aux mouvements* : bouger les jambes, les bras, le tronc, marcher, se pencher, se relever, se tourner, etc., mettent en jeu les abdominaux, car le corps est un tout et il y a des liens entre tous les éléments, même s'ils ne sont pas directement en contact.

• *À tenir le dos* : quand les abdominaux jouent le rôle de gaine, ils aident les muscles du dos à maintenir une colonne en étirement (voir anatomie et rôle des muscles).

• *À donner une forme, une silhouette* : c'est le galbe, la taille, ou au contraire le bouclier.

## Le ventre

*Ventre de femme et ventre d'homme…*

La cambrure correspond à la morphologie féminine. On peut dire schématiquement que la femme a la poitrine en avant et les fesses en arrière, et que l'homme a le bassin (pour être pudique) vers l'avant et les épaules plus en arrière (renversement postérieur du tronc). Le résultat est que les femmes qui ont un peu de ventre montrent une silhouette débordant dans le bas de l'abdomen (éventuellement en dessous de la taille qui peut être très fine et même étranglée par une ceinture) alors que les hommes ont plus d'estomac, la ceinture du pantalon plongeant vers le pubis.

*Idéal culturel*

Voici deux représentations d'hommes musclés, très différents : à gauche une statue cambodgienne (galbée), à droite une statue romaine (bétonnée).

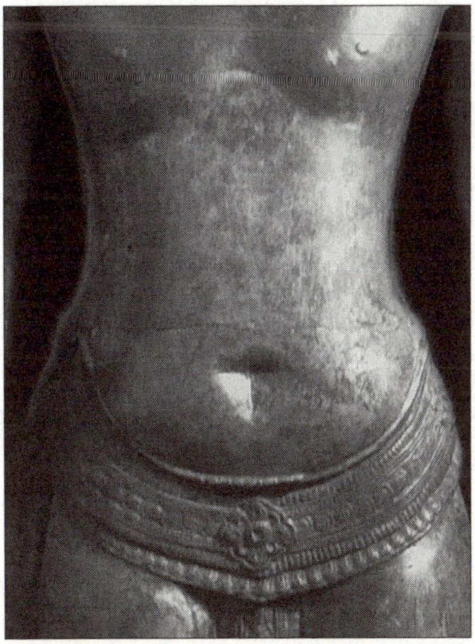

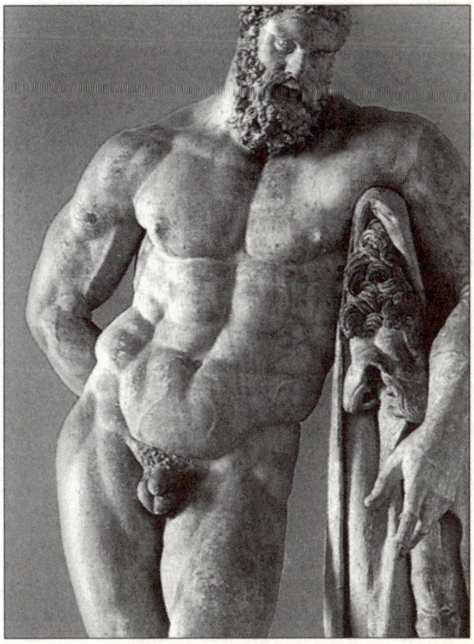

*Différences morphologiques d'un continent à l'autre*

Les Africaines ont une morphologie particulière, qui n'est pas une simple cambrure. Elles sont en fait très étirées, dos creux, sacrum très horizontalisé, ce qui donne des fesses très hautes, peu larges, contrairement à la morphologie asiatique, où le dos est très plat, sacrum vertical, fesses peu marquées.

Les Européennes sont entre les deux types extrêmes, avec des variations individuelles.

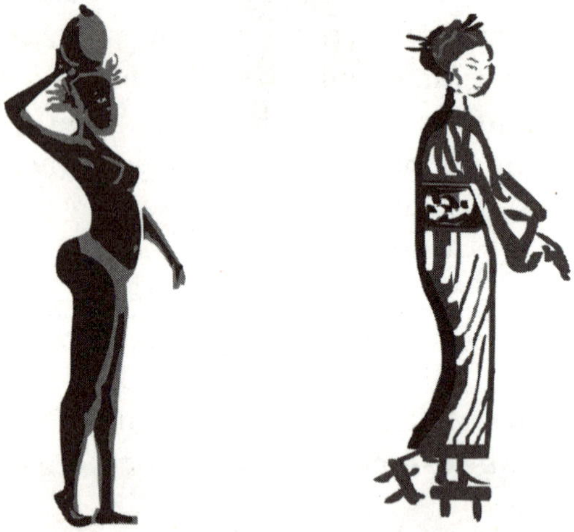

*Pourquoi a-t-on « du ventre » ?*

Avoir « du ventre » veut dire avoir un trop fort débordement vers l'avant, puisque tout le monde a un ventre... En voici les causes.

• *Une mauvaise statique* : chez les gens minces et jeunes, c'est généralement à cause d'une mauvaise statique. Au creux du dos correspond l'avancée de l'abdomen ! La cambrure, le « ventre en avant », adorable chez le bébé, « sexy » chez la jeune adolescente, étire et allonge trop la distance sternum-bassin.

Avec les années, le profil devient beaucoup moins sexy et beaucoup plus « élastique distendu », surtout lorsque les grossesses ont étiré et écarté les muscles au-delà des limites.

Pour l'homme, l'attitude altière des vingt ans peut devenir imposante par d'autres aspects, embonpoint de notable ou grossesse à la bière !

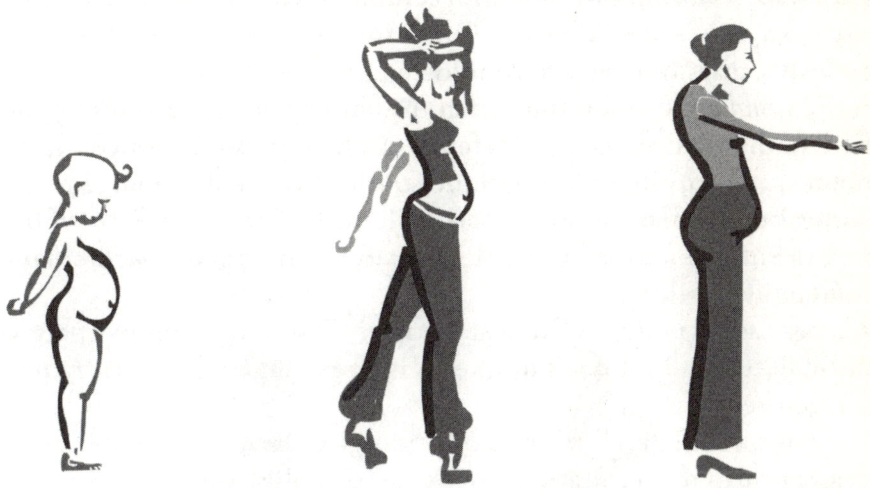

**Jeune fille qui a vieilli...**

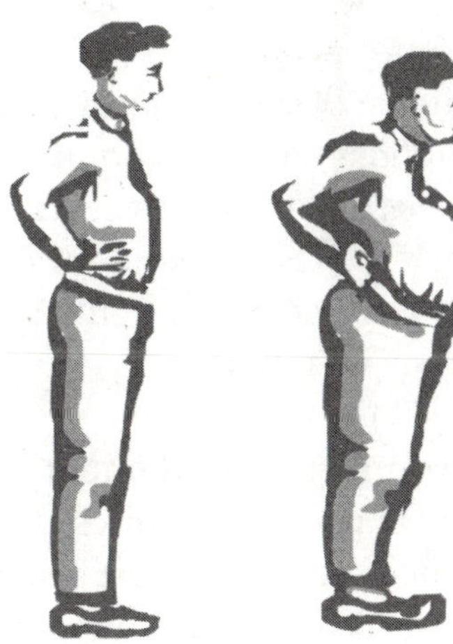

Mais la vie de tous les jours, en particulier *les postures assises « avachies »*, augmente le relâchement des muscles du dos et du ventre, provoquant un tassement qui pousse les viscères vers l'avant sans aucun travail de résistance réflexe.

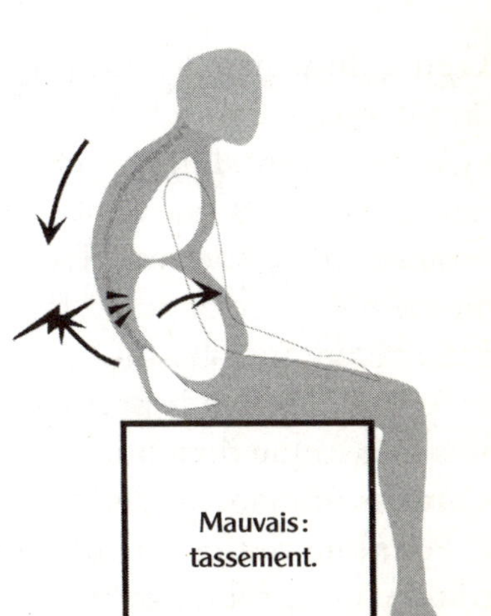

• *L'obésité* n'arrange pas les choses et le surpoids va se répartir en fonction des zones de faiblesse. On retrouve le même tableau que ci-dessus, mais avec plus de volume !
• *Des problèmes de digestion* peuvent faire « gonfler le ventre » soit ponctuellement soit, chez certains, presque en permanence. Il faut noter que *la constipation chronique* qui conduit à des poussées violentes « en gonflant le ventre » contribue à l'étirement excessif des muscles... (voir dans la même collection, l'ouvrage *Constipations. Solutions.*)
• *Les grossesses multiples* (jumeaux, triplés...) sont une épreuve pour la musculature autant que pour l'enveloppe cutanée qui peut craquer (vergetures).

Mais un seul bébé, selon sa position, sa taille, peut être difficile à « caser » surtout chez une maman petite (voir plus loin dans les cas particuliers, la maternité). La succession de grossesses rapprochées est évidemment à risque pour la récupération de la sangle abdominale.
• *Les tumeurs*, par exemple les gros fibromes, déforment évidemment la paroi et donnent parfois un profil de femme enceinte.
• *Certaines pratiques sportives*, en particulier celles qui s'appuient sur des *séries d'exercices abdominaux mal conduits* vont provoquer une musculation en relief qui « fait sortir le ventre » et affaiblit certaines couches musculaires de la sangle abdominale, celles qui permettraient de contenir les viscères et de les diriger vers l'intérieur et le haut, de les plaquer contre le mur solide qu'est la colonne vertébrale.

## Ventre plat, ventre musclé

### *Avoir le « ventre plat »*

Avoir le ventre plat, est-ce un simple canon esthétique, l'image d'une époque ?

La dictature du « look » jeune et jolie, squelette androgyne aux seins hypertrophiés pour les femmes, Tarzan aux tablettes de chocolat gonflées aux hormones pour les hommes n'a rien de naturel. Mais un ventre qui déborde nettement, une bedaine proéminente dans une silhouette sans autres rondeurs dénote un déséquilibre postural qui fait le lit de réels problèmes de santé : problèmes de dos, de circulation, de respiration, hernies, descentes d'organes...

Un petit ventre rond et ferme dans un corps pulpeux à la Renoir n'a rien à voir avec un ventre distendu ou des muscles hypertrophiés dans une seule direction.

Un athlète uniformément musclé aura un abdomen musclé, sans disproportion, et cela est nécessaire pour équilibrer les forces qu'il va développer dans les mouvements.

Un bon équilibre musculaire est un gage de bonne tenue du dos et de maintien des viscères en bonne position.

*Comment avoir un ventre correctement musclé ?*

En termes d'exercices musculaires, il faut :

- éviter tout ce qui pousse le ventre en avant et vers le bas,
- renforcer ce qui « rentre, remonte et plaque contre le rachis » les viscères.

Ce programme comporte plusieurs points :

- arrêter la pratique des « mauvais abdominaux » qui sortent le ventre et poussent vers le bas,
- corriger la statique, les positions de travail, la gestion des efforts au quotidien,
- corriger la respiration,
- rééquilibrer les abdominaux et renforcer les muscles de soutien,
- arrêter les poussées abdominales lors des efforts, de la défécation (et de l'accouchement).

Quelques explications nécessaires vous seront données pour comprendre comment cela devrait fonctionner, quelles sont les erreurs de notre éducation (en particulier corporelle) et chercher à les corriger à travers des exercices de difficulté progressive, adaptés aux différents âges, circonstances et situations de la vie.

## CHAPITRE PREMIER

# LES ABDOMINAUX : FONCTIONNEMENT ET DYSFONCTIONNEMENT

Il est nécessaire de resituer les abdominaux dans l'ensemble du corps et des fonctions vitales, et de comprendre cette fabuleuse mécanique pour l'utiliser au mieux, l'entretenir, la protéger. Une grille d'analyse définit cette approche et permet cette compréhension, à partir de trois notions : pression, respiration physiologique, étirement.

## Trois notions clés

### *La pression*

Une représentation schématique et mécanique du corps pourrait être celle de trois enceintes de pression (boîtes) et quatre membres.

#### *Trois enceintes de pression*

• *La boîte à penser*, ou boîte crânienne, est la plus rigide des trois. Elle est très ossifiée et très peu déformable, car le cerveau doit être protégé des chocs et compressions.

Dans cette enceinte, le volume ne peut et ne doit guère varier, les pressions ne doivent pas s'élever trop non plus.

• *La boîte à respirer* est la deuxième enceinte. Ses parois (colonne dorsale, côtes, sternum) sont aussi très ossifiées, mais il existe une mobilité dans le gril costal qui permet le mouvement respiratoire thoracique.

Les viscères de cette enceinte, les poumons et le cœur, ont une mobilité, des variations de volume et de pression, mais ils ne bougent pas dans l'espace, ils sont « amarrés ». Les poumons sont solidaires des côtes et du sternum.

• *La boîte à digérer et à faire les bébés*. C'est le lieu de la mobilité. C'est une enceinte presque entièrement « élastique » et les seules structures osseuses sont la colonne vertébrale en arrière et le bassin.

Les parois sont constituées de muscles : diaphragme au-dessus, abdominaux (et muscles du dos) autour, plancher pelvien en dessous. Cette élasticité même permet la mobilité, l'adaptation de volumes et des pressions. Mais c'est aussi un facteur de fragilité.

Tout bouge dans cet espace, en permanence.

- *Les volumes sont variables*, l'estomac se remplit et se vide, la vessie se remplit et se vide, le rectum aussi, les intestins font en permanence progresser leur contenu par des contractions.

L'utérus n'est pas fixé de façon rigide, il est entre la vessie et le rectum qui se remplissent et se vident, il peut changer considérablement de volume pour contenir un, deux, trois bébés (voire plus).

En cas de pathologie, le foie, la rate, peuvent augmenter de volume. Toutes les tumeurs abdominales feront « grossir le ventre ».

- *Les pressions sont variables* : en fonction des dimensions de la boîte, la pression varie. Si le volume diminue, la pression augmente... On peut rechercher cette augmentation de pression pour faire sortir quelque chose de cette enceinte : vomissement, défécation, accouchement... La descente du diaphragme, si elle s'accompagne d'une contraction des abdominaux, augmente la pression intra-abdominale.

- *Les viscères sont mobiles* : ils sont suspendus, tenus par des ligaments plus ou moins lâches (par exemple le ligament large qui soutient latéralement l'utérus et les ovaires n'a rien de comparable aux ligaments du genou).

Ces ligaments doivent eux-mêmes pouvoir s'adapter, par exemple pendant la grossesse, puisque l'utérus va changer de taille, se redresser, se dévier vers la droite et se développer vers le haut. Il faut bien que les ligaments suivent !

Les intestins, l'estomac vont être refoulés par l'utérus gravide, la vessie va être comprimée.

Les reins parcourent douze kilomètres par jour en suivant le mouvement du diaphragme !

En réalité tous les viscères sont suspendus, en liaison les uns par rapport aux autres.

Finalement, le contenu abdominal est suspendu au diaphragme : quand celui-ci descend, tout descend, quand il remonte, tout remonte.

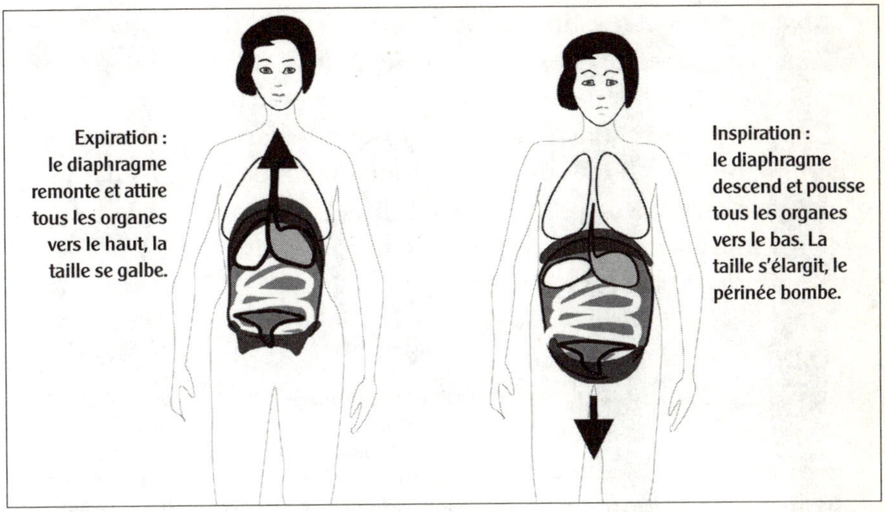


- *Les parois sont déformables* : au quotidien, lors de la respiration, il existe un double mouvement : de haut en bas et tout autour.

À l'inspiration, le diaphragme descend et repousse vers le bas tous les viscères. Le plancher pelvien, c'est-à-dire l'ensemble des muscles qui ferment en bas l'enceinte de pression, suit le même mouvement et « bombe ». Il y a donc une diminution de la hauteur de la boîte légèrement amortie par la descente du plancher pelvien.

Mais les abdominaux sont élastiques et la résultante va s'exercer vers le bas et vers l'avant. Les abdominaux vont donc s'étirer, le ventre va « gonfler » modérément, se détendre. L'augmentation de circonférence de la boîte en avant va compenser la réduction de hauteur. À l'expiration c'est l'inverse, les abdominaux se « retendent », reviennent à leur état de repos et le diaphragme remonte, le périnée est aussi remonté. La hauteur augmente, la circonférence diminue.

*Si la respiration est tranquille, sans effort, il y a très peu de variations de pression.*

*Si les efforts sont faits poumons pleins, diaphragme bloqué en bas, la contraction des abdominaux pour réaliser l'effort va faire brutalement augmenter la pression.*

Mais, le diaphragme étant poussé vers le bas, on va réaliser une poussée vers le bas, vers le périnée.

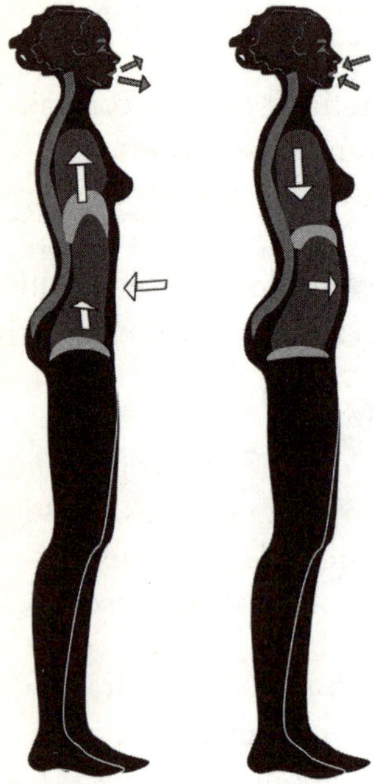

Expiration    Inspiration

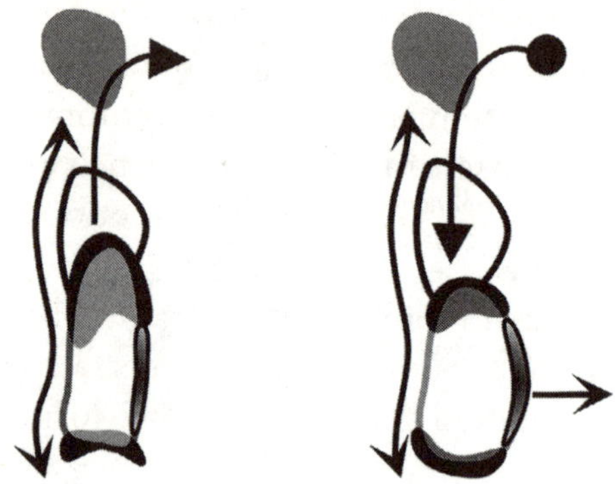

Expiration normale : le ventre rentre, le diaphragme remonte librement, le périnée allégé est attiré vers le haut.

Inspiration : le ventre sort, le diaphragme pousse vers le bas, le périnée bombe sous la pression. Tous les viscères vont vers le bas.

Il ressort de cette analyse que les exercices qui renforcent les abdominaux ne doivent *jamais être accompagnés d'une descente du diaphragme, afin d'éviter l'hyperpression intra-abdominale* (mais aussi intracrânienne, par exemple dans les efforts poumons pleins), pour protéger le plancher pelvien et empêcher les organes de descendre.

Il a été par ailleurs démontré que les efforts poumons pleins augmentaient aussi les pressions sur les disques intervertébraux. Tous les arts martiaux, toutes les disciplines corporelles traditionnelles exécutent les efforts sur l'expiration, un cri qui part des tripes, du bas du ventre. « Ho-Hisse » du marin, « Hang » du bûcheron, cri de l'haltérophile ou des joueurs de tennis, « cri qui tue » du karatéka.

## *Conséquences des hyperpressions abdominales*

On peut distinguer deux types de conséquences : sur les organes suspendus et sur les muscles abdominaux et périnéaux.

• *Sur les organes suspendus*

Les ligaments de suspension ont à lutter plus de la moitié du temps contre la pesanteur, puisque nous sommes rarement plus de douze heures par jour à l'horizontale, sauf maladie...

Le temps qui passe ne renforce pas les structures, bien au contraire, et l'ensemble de nos traits ne suit pas un chemin ascendant avec les années... Si au moins nous étions à quatre pattes, la pesanteur agirait moins!

Il faut donc éviter de rajouter des poussées vers le bas et particulièrement au moment où nous faisons des exercices pour compenser le quotidien et maintenir notre forme!

*Les femmes* sont plus vulnérables que les hommes, pour plusieurs raisons mécaniques. Entre la vessie et le rectum, il y a l'utérus, mais il y a aussi un vide, le vagin... En cas de relâchement des suspensions, et lors des poussées, les organes ont une propension très nette à se précipiter dans le vide!

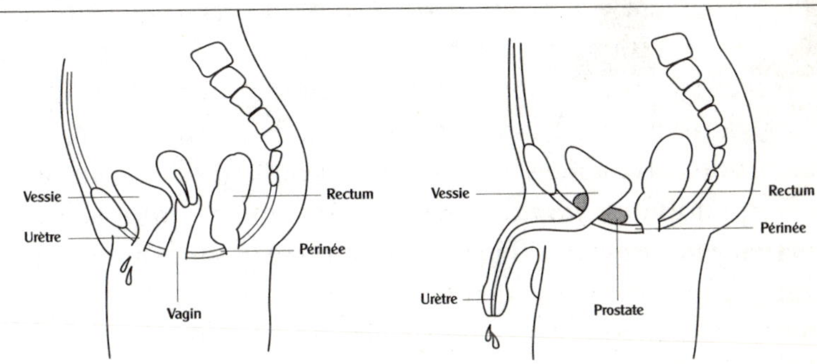


**L'appareil urinaire de la femme et celui de l'homme.**

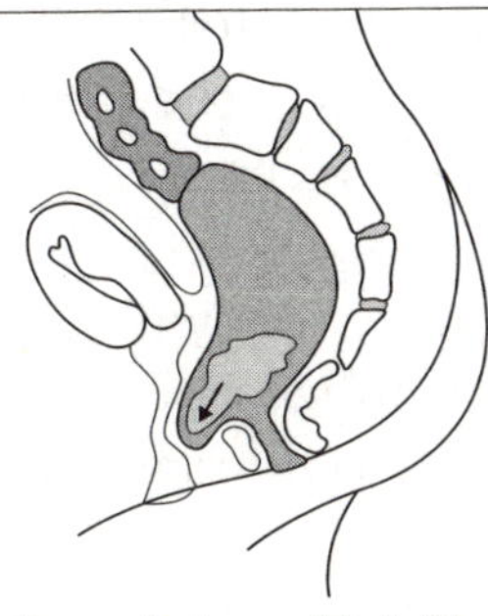

**Une poche impossible à vider.**

(Tiré de l'ouvrage collectif *La périnéologie, comprendre un équilibre et le préserver*, éditions G.E.P.)

Les grossesses représentent un étirement important des ligaments utérins, un affaiblissement de la paroi abdominale. L'accouchement est souvent une poussée violente et prolongée vers le bas dont la puissance atteint vingt kilos sur les ligaments de suspension.

La vessie et le rectum sont écrasés et souvent repoussés vers le bas lors de la grossesse et l'accouchement.

Il n'est donc pas rare de voir des « descentes d'organes » chez des femmes jeunes qui ont eu un accouchement difficile. Si on a dû pousser très fort sur le ventre, de haut en bas (cela s'appelle l'expression), le risque de non-récupération des ligaments augmente beaucoup.

Les constipés chroniques, qui poussent de haut en bas, en descendant le diaphragme, ventre gonflé, ont souvent aussi des descentes d'organe, qui entraînent des incontinences urinaires ou des incontinences aux gaz ou aux selles. Ils peuvent aussi avoir un « périnée descendant » c'est-à-dire un périnée qui bombe et ne présente plus de résistance à la poussée, ce qui ne permet pas une bonne vidange du rectum, d'où constipation, poussée, cercle vicieux (voir l'ouvrage *Constipations. Solutions*).

*Les hommes* n'ont pas le vide du vagin, ce qui augmente la solidité du plancher pelvien. Mais la paroi abdominale elle-même présente des zones de faiblesse. Ce sont les orifices herniaires, c'est-à-dire des passages à travers les muscles abdominaux, des « boutonnières » qui sont généralement très fines. Sous l'effet des poussées, toux, efforts de soulèvement, poussées défécatoires répétées, on peut voir les intestins passer à travers ces orifices. C'est ce que l'on appelle *hernie* et qui est assez fréquent chez les grands sportifs qui ne gèrent pas bien leurs efforts et augmentent trop la pression abdominale, avec poussée vers le bas.

• *Sur les muscles du plancher pelvien et abdominaux*

Si le diaphragme descend, tout descend et le plancher de l'enceinte abdominale va lui aussi bomber, s'étirer. Si cet étirement est constant ou répété, il peut y avoir épuisement des muscles qui se détendent de façon permanente et ne jouent plus leur rôle de soutien, de résistance, de verrouillage (incontinence). Les constipé (e) s chroniques ont ainsi un « périnée descendant » qui s'étire sous la poussée et ne permet pas de maintenir les organes en place, avec une contre-pression suffisante pour qu'ils se vident. Cette mauvaise vidange oblige à des poussées plus violentes et prolongées, et augmente le poids permanent sur le périnée.

Si le diaphragme descend, la ceinture s'élargit, perd de son tonus. Les viscères sont moins bien contenus et se déversent plus vers l'avant et le bas. Il est donc important de renforcer les muscles de la ceinture, et particulièrement la partie inférieure, afin de maintenir le contenu abdominal plaqué contre le rachis.

Nous allons voir plus loin que le renforcement de la ceinture implique de ne jamais raccourcir la distance sternum-bassin, ou épaules-hanches, ce qui se fait souvent dans les séries classiques d'abdominaux.

*Comment gérer les pressions intra-abdominales ?*

Pour que les efforts, en particulier les exercices abdominaux, n'aient pas les effets néfastes que l'on vient de décrire, il faut éviter de descendre le diaphragme activement, de le pousser vers le bas, particulièrement au moment de la contraction des abdominaux.

Ceci nous amène à voir la respiration et la notion d'étirement qui en est la clef.

Marcel Caufriez, docteur en kinésithérapie belge, a mesuré les pressions intra-abdominales dans différentes situations. En position verticale, la pesanteur génère 30 mm de mercure de pression. Lors d'un effort poumons pleins, elle passe à 50. Dans certains exercices de travail abdominal elle atteint 250 mm de mercure ou plus.

Il est possible de renforcer les abdominaux sans augmenter la pression et même de créer des pressions négatives, jusqu'à – 50 mm de mercure dans l'enceinte abdominale. Il a lui-même développé une *gymnastique abdominale* qu'il appelle *hypopressive*, par opposition aux abdominaux classiques hyperpressifs.

## La respiration

*La respiration physiologique c'est respirer à « l'endroit », du nez au périnée*

La respiration physiologique végétative, celle du sommeil, de l'animal, de l'enfant, est bien connue : le diaphragme devrait descendre pour attirer l'air dans les poumons comme un piston, lors de l'inspiration. Il remonte à l'expiration pour refouler l'air vers le haut.

Si nous regardons le chien ou le chat, nous voyons le ventre se gonfler légèrement à l'inspiration et rentrer à l'expiration. Si nous regardons plus en détail, nous voyons ses narines s'ouvrir à l'inspiration et son anus rentrer à l'expir. La respiration, ça va du nez au périnée ! Plus facile quand on est à l'horizontale !

Chez l'adulte assis, avachi en général, ou debout, cambré, tassé ou le buste en arrière, rien de tout ça ne se produit, mais exactement l'inverse. Le ventre rentre à l'inspiration et sort à l'expiration, la poitrine bouge mais pas le bas du ventre.

*Ce qu'il faut éviter*

• *Les erreurs habituelles* : demandez à quelqu'un de respirer à fond, regardez ce qu'on demande à la « gym ». On monte la poitrine et les épaules pour inspirer (ce n'est pas le diaphragme qui descend, c'est tout qui monte), et on redescend poitrine et sternum pour souffler.

Au lieu de bouger le diaphragme et les abdominaux, on a bougé le thorax, poussé sur le ventre au moment où il devait se rentrer.

• *Les consignes à éviter :* « Inspirez, gonflez le ventre »... car il va y avoir une poussée du diaphragme vers le bas et une distension des abdominaux.

*En réalité, il ne faut jamais pousser sur le ventre, jamais vouloir gonfler activement le ventre, jamais commencer par inspirer.*

« Expirez, rentrez le ventre » car cet effort est souvent placé trop haut dans l'abdomen. Si on rentre le ventre au niveau du nombril ou au-dessus, en resserrant les côtes, on pousse vers le bas et la partie sous-ombilicale du ventre va sortir.

*Ces consignes sont encore plus graves et néfastes si on rajoute « Inspirez-cambrez, expirez-décambrez »* (voir bascule du bassin). On va pousser vers l'avant et le bas à l'inspiration et augmenter la pression par diminution du volume de l'enceinte abdominale à l'expiration, tout en malmenant les disques interverbétraux dans les deux temps.

*Ce qu'il faut faire*

*Il faut toujours commencer par expirer.* Depuis la naissance il y a de l'air dans les poumons et nous pouvons toujours souffler. Inutile de faire quoi que ce soit pour inspirer : personne ne reste vide ! L'inspiration est réflexe, c'est le rôle du diaphragme et si vous voulez rester trop longtemps sans reprendre d'air vous allez le sentir « pomper », vous obliger à ouvrir la bouche et inspirer. C'est ce qui se passe quand on veut rester sous l'eau et la limite est vite atteinte ! En revanche, si vous voulez courir sans vous asphyxier, vous avez intérêt à souffler. Les abdominaux devraient donc refouler le diaphragme pour amorcer l'expiration, c'est-à-dire le refouler vers le haut.

*Comment expirer ?*

***Expirer c'est grandir et mincir !*** Expirer n'est pas s'effondrer dans la pesanteur, s'avachir mais repousser le diaphragme vers le haut, les viscères vers le haut, la tête vers le haut.

Il y a souvent une mauvaise interprétation de l'abaissement des côtes à l'expiration. Il ne s'agit pas d'abaisser le sternum, de descendre les côtes vers le bassin, mais de mobiliser les côtes au niveau de leur insertion sur la colonne vertébrale, à l'arrière. Mouvement dit en « anse de seau ». Or, les côtes s'insèrent entre deux vertèbres et, quand elles descendent, leur insertion repousse la vertèbre sus-jacente et érige la colonne dorsale, poussant la tête vers le haut. Abaisser les côtes n'est pas « baisser » les bras devant l'adversité ou la pesanteur, mais, pour l'animal, rugir face à l'ennemi !

Il faut donc utiliser les « bons abdominaux », ceux qui partent de tout en bas et refoulent les viscères vers le haut, c'est-à-dire le plus mal connu des abdominaux : le *transverse*. Nous verrons que cela demande une posture en étirement et que l'intégration du périnée facilite ce mouvement du bas vers le haut.

*Ne pas freiner l'expiration.* Une autre erreur habituelle est d'expirer lèvres pincées, en freinant l'expiration. On met alors trop de pression dans l'abdomen et on a tendance à serrer la « taille haute ». Essayez de laisser couler l'air, comme si vous chantiez ou souffliez dans l'eau, puis ouvrez les narines ou la bouche pour laisser entrer l'air.

Le corps est une globalité qui a été si souvent ignorée quand on a voulu travailler les muscles isolément, « faire des abdominaux » tout seuls, seulement ceux de « devant » parce que ce sont ceux qu'on voit et qu'on montre !

## *L'étirement*

Si nous respirons à l'envers dès que nous ne sommes plus à l'horizontale, c'est que nous ne sommes jamais étirés. En fait, dès que nous sommes *tassés* ou *cambrés*, dès qu'il y a dans la colonne deux vertèbres qui se rapprochent l'une de l'autre, que ce soit dans une flexion en avant, en arrière, sur le côté, en torsion... dès que le rachis n'est plus étiré, la respiration n'est plus juste et automatique. Il suffit de créer un étirement et le diaphragme va jouer son rôle de piston...

Mais comme vous allez le constater sur les photos, dès qu'il n'y a plus étirement, que ce soit dans le sens de la cambrure ou du tassement, même sur le côté, le ventre sort et ne peut plus être rentré.

*Dès que les épaules se rapprochent du bassin, il n'y a plus d'étirement mais une augmentation de pression abdominale et donc impossibilité de rentrer le ventre.*

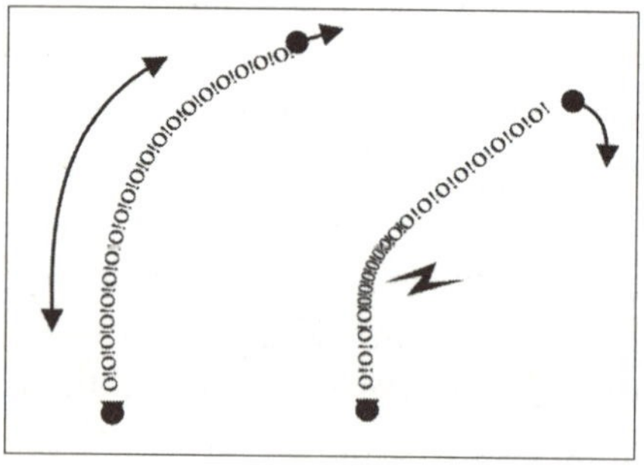

### *Qu'est-ce que l'étirement ? Comment l'obtenir ?*

L'étirement suppose que les deux extrémités de la colonne vertébrale soient le plus loin possible l'une de l'autre, ce qui revient à avoir le plus grand espace possible entre chaque vertèbre, *dans tous les plans*.

Deux cas de figure sont possibles.

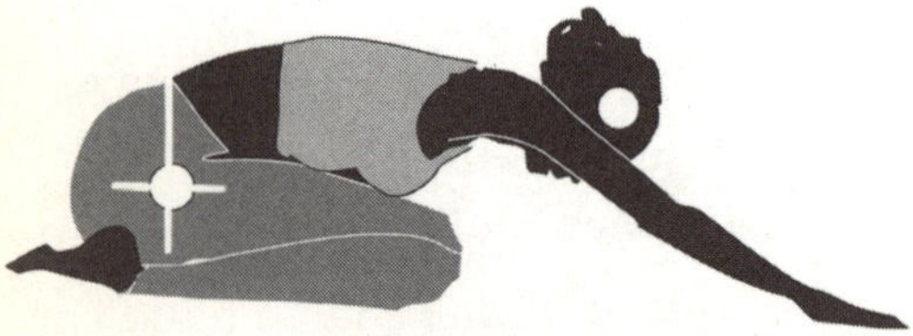

Mauvais

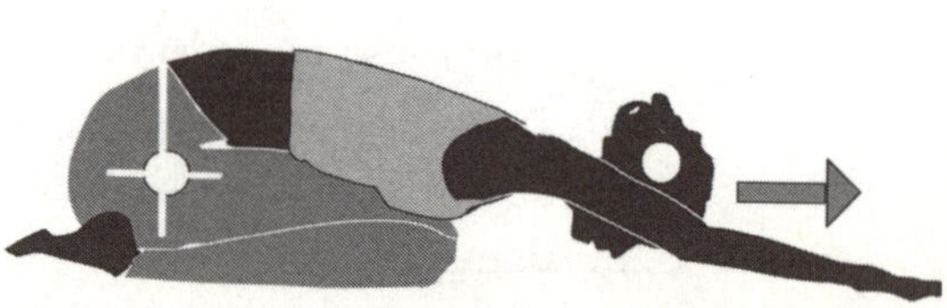

Bon

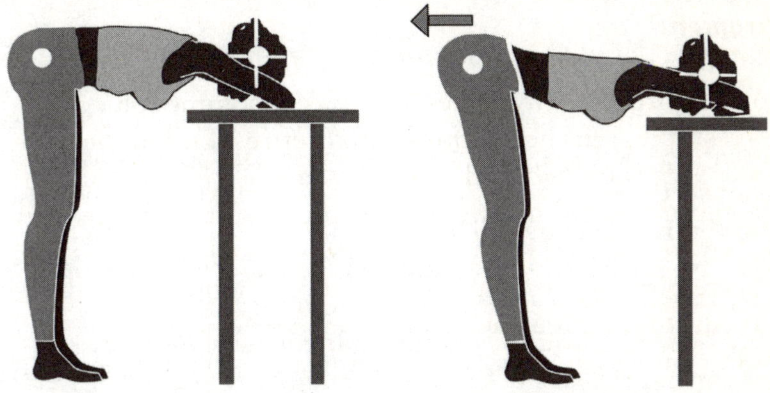


- *Il existe un point fixe*, par exemple la tête ou le bassin. Il suffit d'éloigner l'autre extrémité de ce point fixe pour avoir un étirement.

- *Il n'existe pas de point fixe*, par exemple dans la posture à quatre pattes. Il faut alors tirer une extrémité, la tête, le plus loin possible des fesses qui tirent donc dans l'autre sens.

Si on représente la colonne vertébrale comme une chaîne de vélo, il existe deux pignons, qui tendent la chaîne. Les deux pignons sont les deux « roues », le bassin et les épaules (et finalement la tête). Quand les fesses tirent vers l'arrière, les épaules doivent tirer vers l'avant. Si elles se rapprochent, il n'y a plus d'étirement possible.

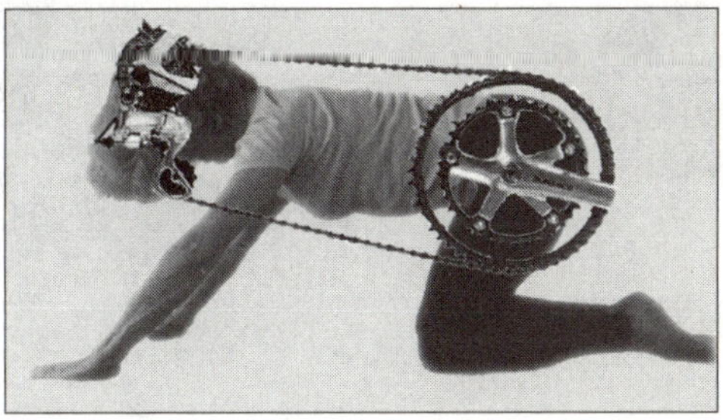

Dans nos exercices il faudra donc veiller à maintenir en permanence l'étirement, pour que l'expiration puisse se faire, que le ventre puisse rentrer sans que cela pousse les organes vers le bas.

*Il est évident que les exercices qui proposent de rapprocher la tête du bassin, les jambes de la poitrine sont à exclure totalement.*

*Les dangers des mauvaises pratiques abdominales*

Ceux qui rapprochent épaules et hanches s'exposent à des dangers car ils créent une poussée vers l'avant et vers le bas. Cette poussée :

- fait sortir le ventre au lieu de le rentrer. Le résultat ne sera donc pas un ventre plat et un galbe ;
- pousse les organes suspendus vers le bas, avec risque de descente d'organe, incontinence, relâchement périnéal ;
- augmente le risque de hernies abdominale et inguinale ;
- comprime les disques intervertébraux avec risque de hernie discale, lumbago, sciatique, etc.

*Comment vérifier que les exercices sont bien faits et qu'on va dans le bon sens ?*

Un geste simple suffit : mettez une main sur le ventre et faites l'exercice.

Si votre main est repoussée, si le ventre se contracte en sortant, c'est que vos grands droits sont raccourcis et que vos épaules et votre bassin se rapprochent.

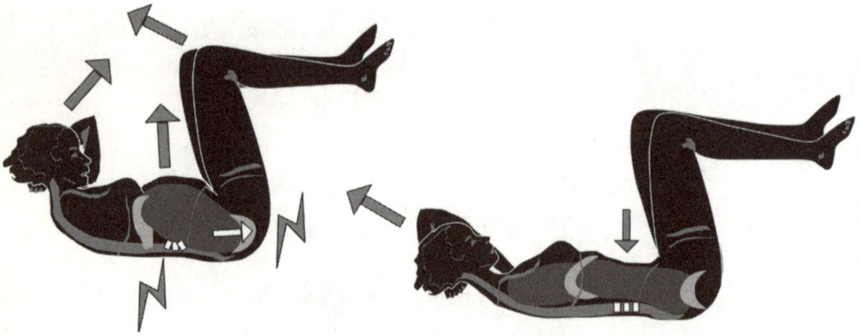

Si votre ventre durcit mais « rentre », si la taille se creuse, vous êtes dans l'étirement.

## Notions d'anatomie

### *Anatomie imagée*

On peut présenter les abdominaux comme les vêtements d'une dame du temps passé. Elle place d'abord une gaine renforcée dans le bas, qui remonte les viscères. Puis elle met une guêpière dont elle serre les lacets pour galber la taille. Ce qui sert en même temps de bustier et fait « pigeonner » la poitrine. Ce corset l'oblige à grandir, à se redresser. Enfin, pour ornementer, elle met par-dessus le tout des bretelles.

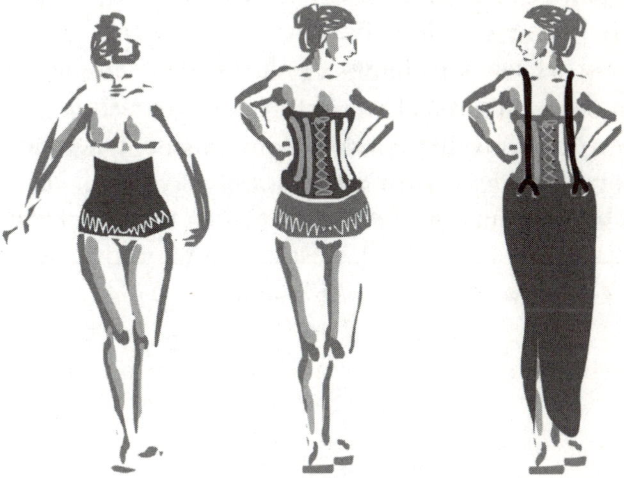

*Attention aux erreurs d'habillage !*
*- Ce n'est pas en raccourcissant les bretelles qu'on serre la ceinture.*
*- Il faut respecter l'ordre des couches de vêtements : si vous commencez par la guêpière, vous ne pouvez plus mettre la gaine et le bas du ventre est repoussé vers le bas.*
*- Si vous raccourcissez les bretelles, vous ne pouvez plus vous redresser et grandir, vous ne pouvez plus serrer le corset.*

*Vous le saviez déjà :* quand vous voulez mettre un jean ou une jupe trop juste à la taille, le geste évident pour rentrer dedans est de se grandir, d'éloigner les épaules du bassin, en « avalant » le ventre, et non de se tasser.

### *Anatomie descriptive*

Il y a donc trois couches de muscles dans ce qu'on appelle les abdominaux. Elles ont des directions différentes, qui permettent des actions différentes. Elles peuvent travailler chacune séparément, ensemble deux à deux, ou parfois s'associer toutes les trois.

*Première couche en « circonférence », le transverse*

C'est la gaine profonde, renforcée en bas. On dit que c'est le muscle le plus profond de l'abdomen, ce qui est partiellement vrai (voir plus en détail le transverse). Il part du dos, s'accroche sur les vertèbres et tapisse toute la hauteur de l'abdomen. Il a une très grande surface. Mais au milieu, à l'avant, il change de nature. Il ne fait pas le tour.

Au milieu, il n'y a pas de muscle mais une *aponévrose*, c'est-à-dire une structure non élastique, sorte d'enveloppe, de peau (comme celle qui entoure les muscles du dos qu'on appelle le filet, si vous avez déjà vu un boucher « peler » le filet). Cette structure va permettre aux muscles obliques de s'accrocher, c'est le point commun entre tous les muscles abdominaux, là où ils se rejoignent.

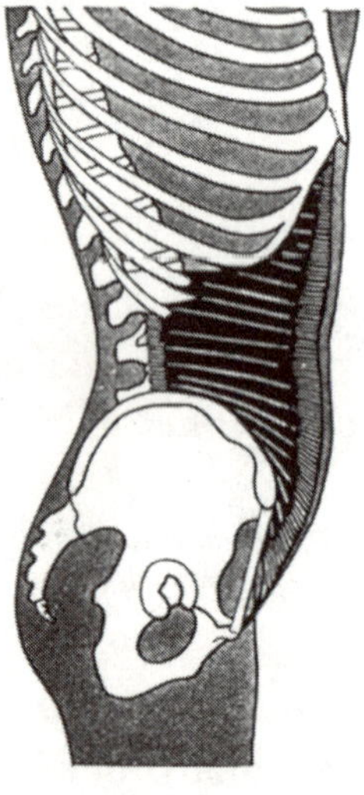

*Deuxième couche, en partant de la profondeur, les obliques*

C'est la guêpière. Leur direction n'est ni dans un plan horizontal, ni dans un plan vertical, mais oblique, intermédiaires entre le transverse et les grands droits. Il y en a deux, le grand et le petit. Le petit va des iliaques vers les côtes et le milieu de l'abdomen à l'avant, vers l'aponévrose, en éventail. Le grand va des côtes vers l'aponévrose et vers les iliaques.

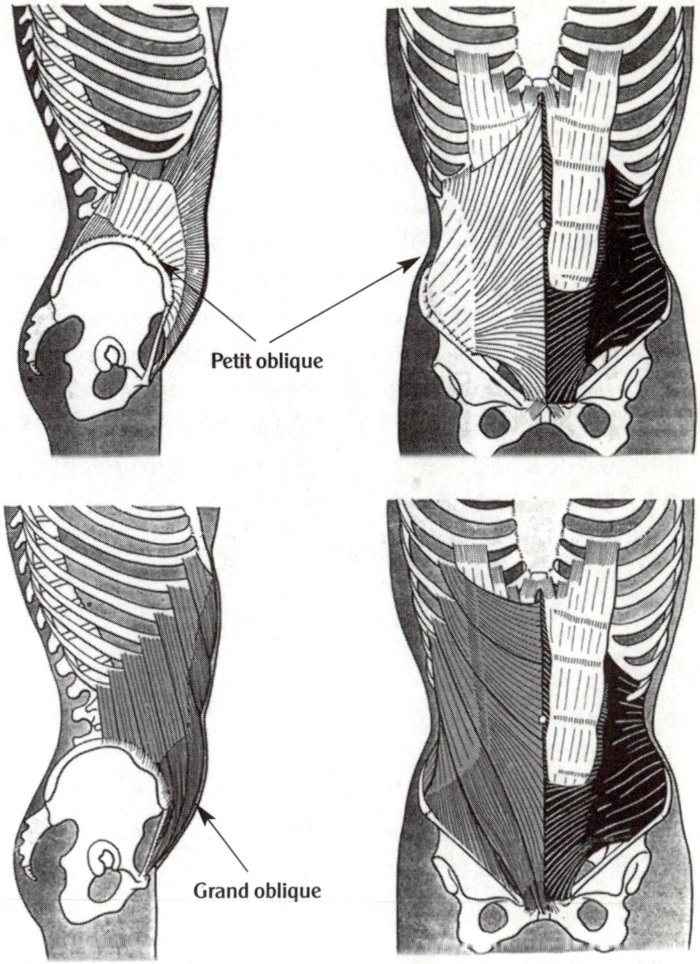


Entre le petit d'un côté et le grand de l'autre on a l'impression de faisceaux croisés, bien qu'il y ait au milieu cette zone sans muscle.

### *Dernière couche, les grands droits de l'abdomen*

Ce sont les plus superficiels, ils sont devant, dans une direction verticale. Ils s'accrochent en haut sur le sternum et les dernières côtes, et en bas sur le pubis. Ils forment deux bandeaux, marbrés de petites séparations, visibles sous la peau en forme de « tablettes de chocolat ». Ce sont les bretelles, ou plutôt seulement la partie avant des bretelles qui devrait équilibrer la partie arrière. Faute de quoi, la taille du pantalon plonge sous le pubis ou remonte sous la poitrine !

On peut aussi les représenter comme une boutonnière verticale. Quand on rapproche le bas du haut, la boutonnière s'ouvre. Quand on étire entre le haut et le bas, elle se ferme.

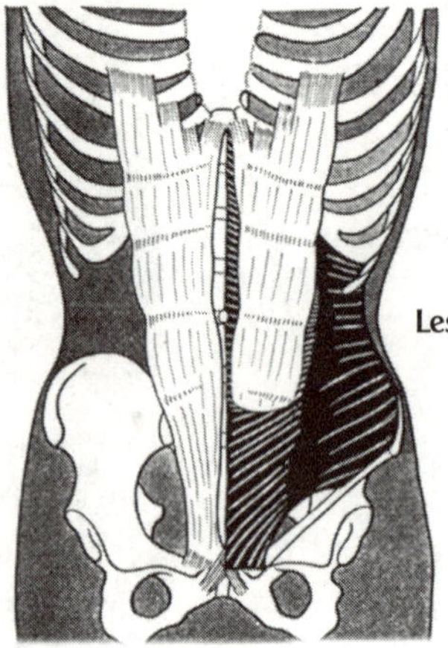


## *Anatomie fonctionnelle*

Entre la colonne vertébrale à l'arrière et le point de convergence à l'avant, un tissage complexe va permettre les mouvements, l'élasticité et le soutien. Entre les différentes couches musculaires, il existe des complémentarités, des oppositions, selon les mouvements et les positions.

Pour optimiser les résultats attendus (voir plus haut, Les abdominaux, à quoi ça sert), il faut bien comprendre cette mécanique.

### *Le transverse*

Le transverse est un muscle très particulier et très étrange.

*Il est en deux parties*. Dans la partie supérieure, c'est le muscle le plus profond de l'abdomen. Son aponévrose constitue *l'aponévrose postérieure des grands droits*. Mais, dans la partie la plus basse, en dessous du nombril, il devient le plus superficiel, car son aponévrose devient *l'aponévrose antérieure des droits*.

Il existe donc *une sorte de tissage*, les droits plongent en dessous, passent à travers l'aponévrose.

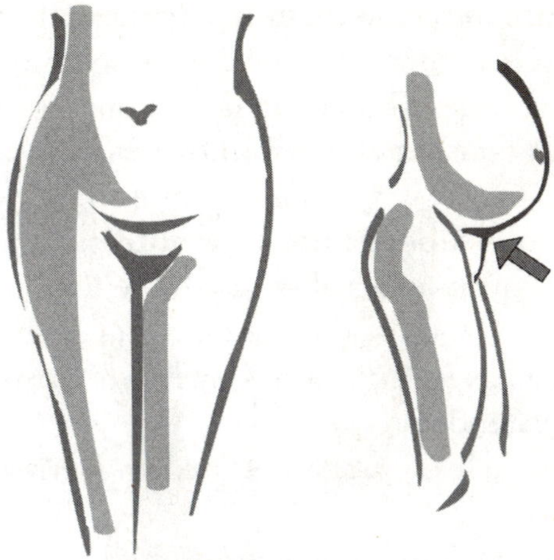

On peut souvent repérer sous les doigts le plan de séparation. Chez la femme enceinte, il est visible à l'œil nu : de profil on voit que le ventre présente une sorte de plat, juste au-dessus du pubis. Puis commence la forme qui correspond à l'utérus, au bébé. On voit parfois une marque comme une marque de slip, sur la peau.

Classiquement, c'est là que les femmes enceintes ont toujours les mains, comme pour soutenir le bébé en dessous. En réalité, cette partie de l'abdomen est très renforcée, peu élastique. Elle ne doit jamais se distendre.

En dehors de la grossesse c'est juste à ce niveau que se trouvent l'utérus et la vessie, qui subissent les poussées des organes placés au-dessus et doivent donc être maintenus en avant et en dessous.

*C'est un muscle squelettique*, c'est-à-dire de mouvement, mais il fonctionne presque comme un muscle lisse (fonctionnement automatique, comme le cœur par exemple), car il a une action réflexe très puissante, pour « faire sortir du corps violemment », soit par le haut, soit par le bas, les éléments à chasser.

Si vous essayez de contracter le transverse, en resserrant votre ventre dans sa circonférence, vous verrez que vous n'aurez pas des résultats très spectaculaires !

En revanche quand vous *éternuez*, quand vous *vomissez* (et quand *ça pousse* tout seul pour l'accouchement), c'est le transverse, mais c'est une *contraction réflexe* et non volontaire. Elle est *incomparablement plus forte* et impossible à maîtriser, à arrêter. C'est très violent. Chez les femmes enceintes, l'éternuement est presque douloureux, comme une crampe !

*Il n'y a pas de mouvements qui font travailler le transverse,* car il se contracte sur lui-même et non en faisant bouger des segments. Il ne relie pas des parties squelettiques à d'autres parties squelettiques, comme les grands droits et les obliques qui relient les côtes au bassin.

Ce n'est donc ni au quotidien ni en cours de gymnastique qu'on renforce le transverse. Au contraire, nous verrons que les abdominaux mal conduits le distendent.

Le seul moyen de le contracter est de le resserrer sur lui-même, en réalité en expirant.

Nous verrons quelques exercices qui peuvent renforcer le transverse, surtout dans sa partie basse.

Comme c'est une région qu'on travaille peu et qui subit beaucoup d'étirements, en raison de sa position dans la partie inférieure du corps, les années passant, les grossesses rajoutant des pressions et des distensions, quand on fait des dissections chez des femmes décédées vers soixante ans, on ne trouve souvent plus de fibres musculaires, mais seulement de la fibrose, c'est-à-dire une sorte de cicatrice des muscles trop distendus. Cette structure ne permet plus le mouvement de « rentrer le bas du ventre ».

## *Les obliques*

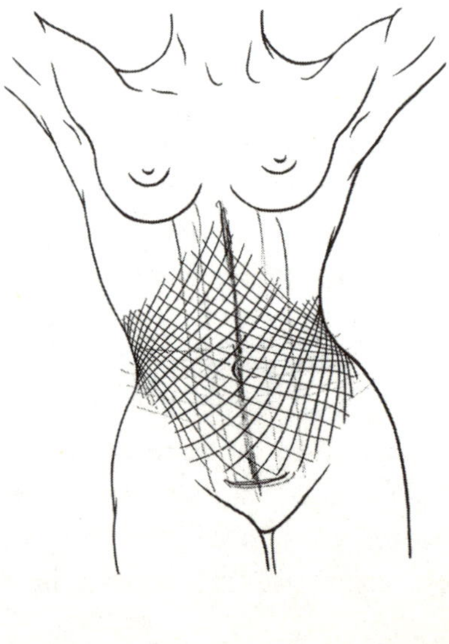

Ils ont une situation et une direction intermédiaire entre les grands droits et le transverse. Ils ont plusieurs actions possibles, par divers mouvements.

*Les torsions* amènent les épaules à 90° (presque…) du bassin, ou réciproquement.

Si les épaules sont fixes et que le bassin tourne c'est le petit oblique qui est « moteur ». Il va travailler avec le grand oblique de l'autre côté.

Si le bassin est fixe et que les épaules tournent, le moteur est le grand oblique, avec le petit de l'autre côté.

Si les torsions sont faites avec une expiration juste, qui étire, elles produisent un effet « sablier » qui galbe la taille.

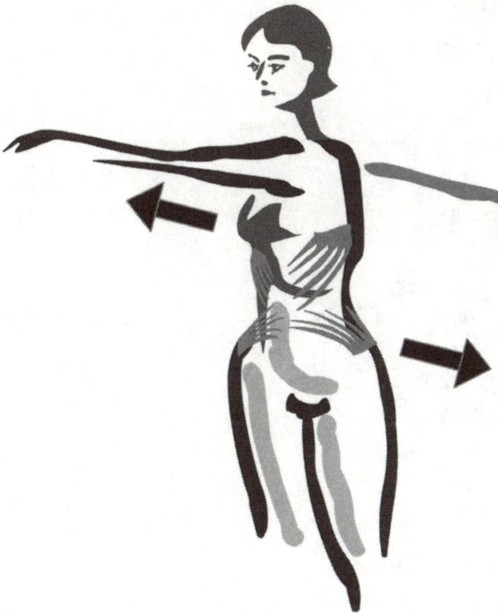

Bon

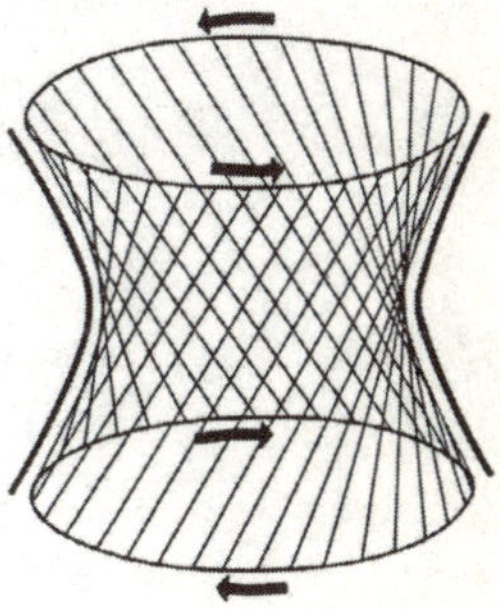

*Les inflexions latérales* permettent l'étirement des flancs, dans une forme de « croissant de lune ».

Le grand et le petit oblique du même côté se contractent pour creuser, tandis que l'autre flanc s'arrondit.

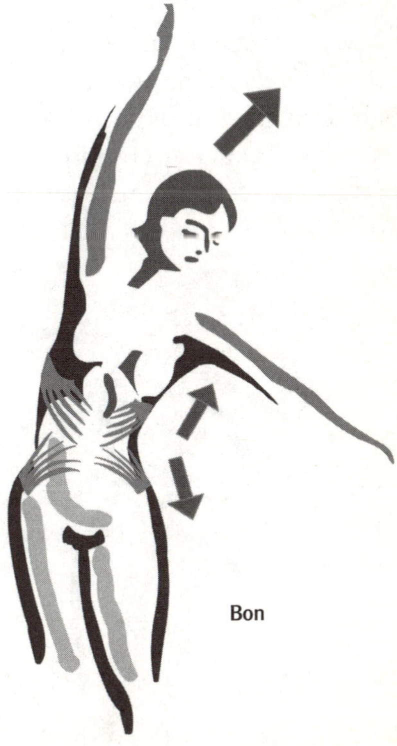

Bon

*Les translations* font que les épaules ou le bassin se déplacent latéralement l'un par rapport à l'autre, sur une ligne horizontale. Le moteur est un grand (translation des épaules) ou un petit oblique (translation du bassin), tandis que les autres obliques assurent la stabilisation de l'ensemble.

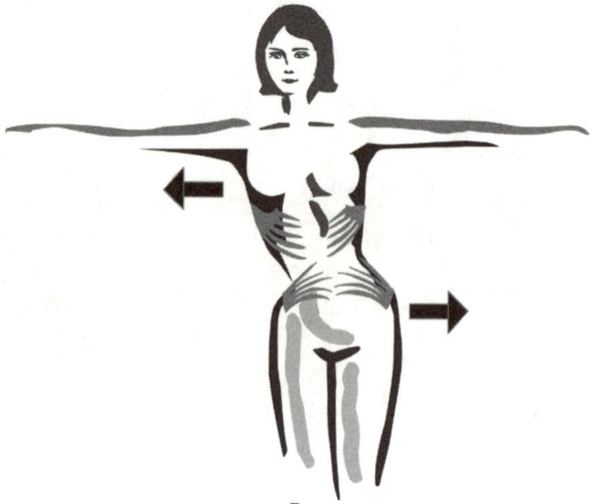

Bon

*Mais tous ces mouvements peuvent se faire :*

- *en étirement*, respectant la distance épaules-bassin maximum, et ne créant pas d'hyperpression, ne poussant pas vers le bas et en ne créant aucune compression au niveau des disques intervertébraux (ceux montrés précédemment) ;

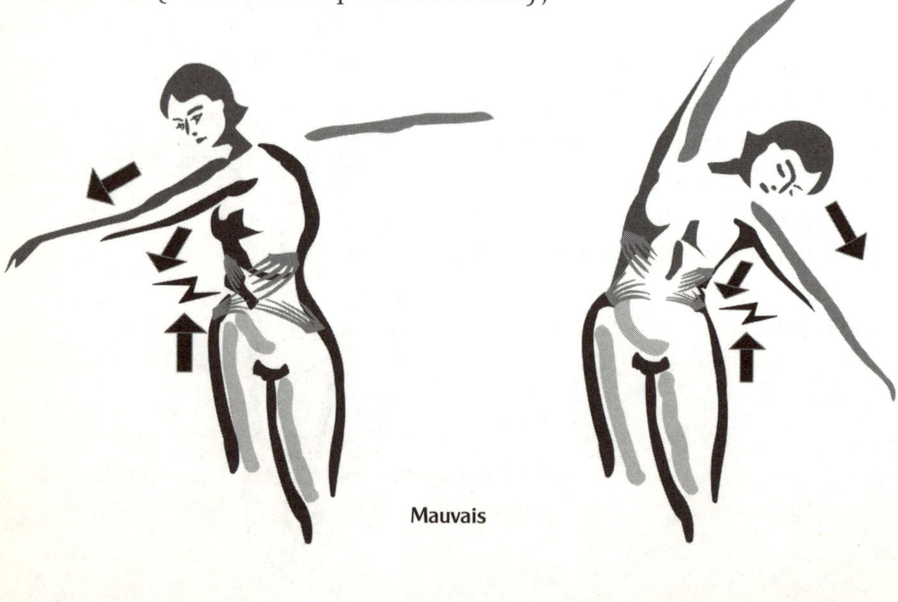

Mauvais

- *en tassement*, si on laisse les épaules et le bassin se rapprocher l'un de l'autre, avec tous les effets négatifs déjà signalés.

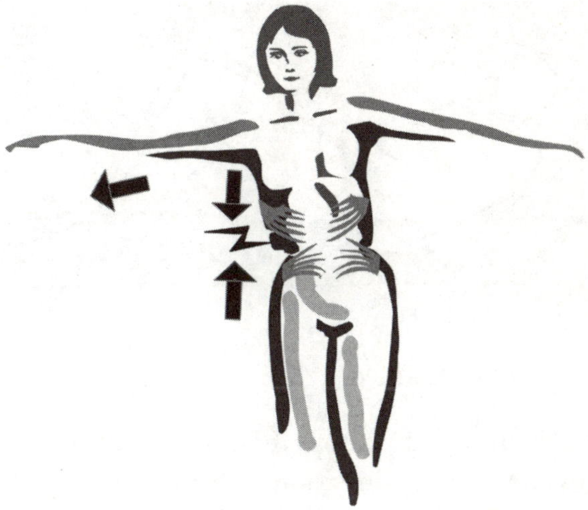

*Les obliques* peuvent aussi travailler sans mouvement : s'ils se contractent les quatre faisceaux ensemble, sans faire descendre la poitrine, ils *deviennent expirateurs*, ils réalisent le serrage maximum de la guêpière. Et ils repoussent le diaphragme vers le haut en resserrant les basses côtes.

## *Les grands droits*

De par leur position et leur direction, ils ne peuvent, par leur contraction (raccourcissement du muscle), que rapprocher les épaules du bassin si le bassin est fixe (mouvement couché-assis) ou le bassin des épaules si les épaules sont fixes, ou rapprocher les deux, ce qui est pire encore !

Toutes ces contractions bloquent le diaphragme, tassent le dos, font sortir le ventre et poussent les organes vers le bas, en étirant le périnée.

*Il ne faut jamais raccourcir les grands droits. Il n'y a d'ailleurs rien qui justifie ce type de travail, aucun intérêt musculaire, articulaire, viscéral ou esthétique.*

*À quoi servent alors les grands droits ?* À équilibrer les muscles du dos, les bretelles postérieures. La colonne vertébrale étant comparable à un mât de bateau, les muscles abdominaux grands droits et les muscles longs du dos en sont les haubans. Si l'un des haubans domine, le mât se courbe.

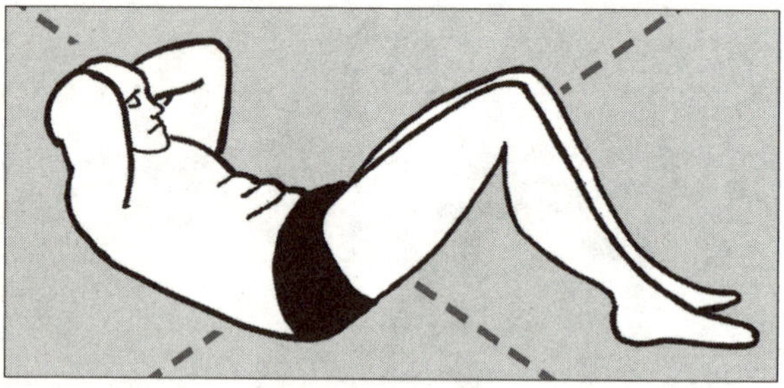

*Attention à l'action parasite des droits*

Les grands droits ont une fâcheuse tendance à se raccourcir au quotidien, puisqu'ils sont dans la direction de la pesanteur.

Les postures assises, tout travail qui implique l'usage des mains entraînent souvent une attitude tassée, dos rond, penchée en avant.

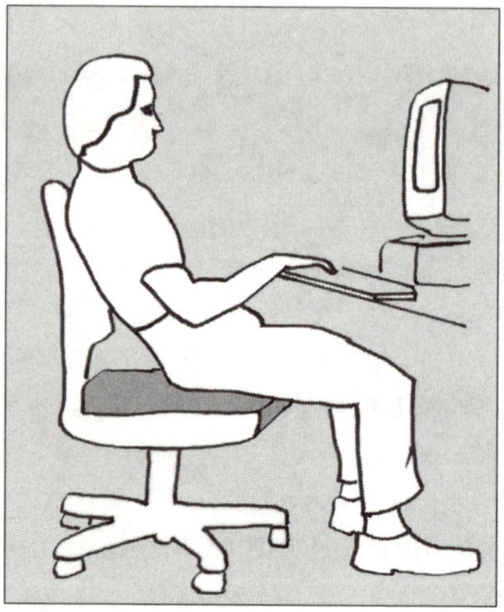

Il faut un gros effort pour se tenir droit et mobiliser les muscles du dos contre la pesanteur. Si vous voulez mettre votre chaussure, vous aurez tendance à amener le pied vers vos mains, mais à descendre la poitrine et à vous enrouler. Peu de gens remontent la cuisse vers le ventre en fléchissant seulement l'aine, dos droit !

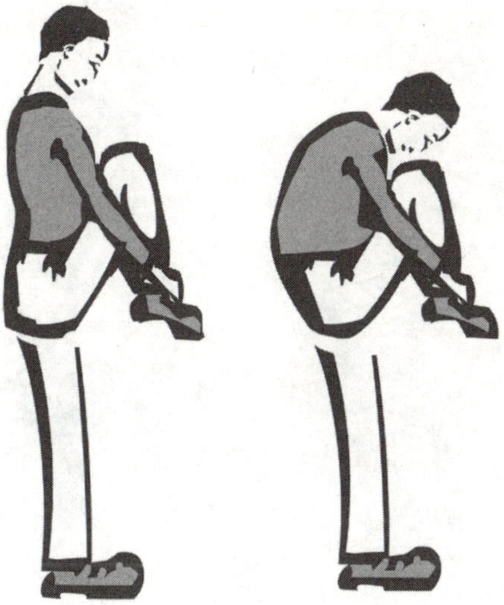

Le jour où vous avez une sciatique ou un lumbago, vous comprenez que les deux gestes sont très différents !

De même, pour se pencher en avant et ramasser quelque chose. Le geste spontané est de se plier en deux au lieu de garder le dos droit, quitte à plier les genoux. C'est pourtant bien les recommandations de l'ergonomie, la rééducation des lombalgiques ! Mais parallèlement, on va muscler les abdominaux… en leur demandant exactement ce raccourcissement ! Avec des poids, pour que ce soit plus puissant !

La respiration même, à la verticale, se fait souvent avec effondrement de la poitrine et poussée du ventre vers l'extérieur, tassement et non grandissement.

Dans toutes ces situations, les grands droits ont eu une action néfaste et parasite, non volontaire.

Mais il y a souvent aussi l'inverse : une action parasite par défaut, c'est-à-dire que les grands droits auraient dû se contracter et ne l'ont pas fait.

*Quand les grands droits devraient-ils se contracter ?*

Les grands droits devraient se contracter pour éviter le raccourcissement des muscles postérieurs ! Pour que le mât ne penche pas vers l'arrière !

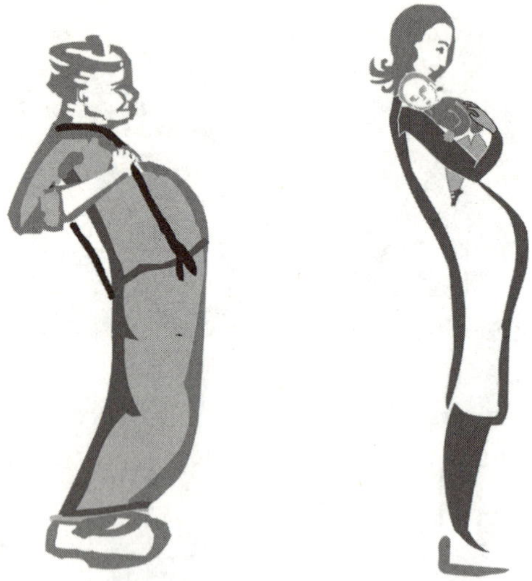

Par exemple, pour éviter la cambrure ou le renversement postérieur du tronc. Mais, en général, les grands droits ne vont pas le faire, ils vont se laisser étirer. On va donc sans arrêt avoir des abdominaux trop longs ou trop courts et non aux bonnes dimensions.

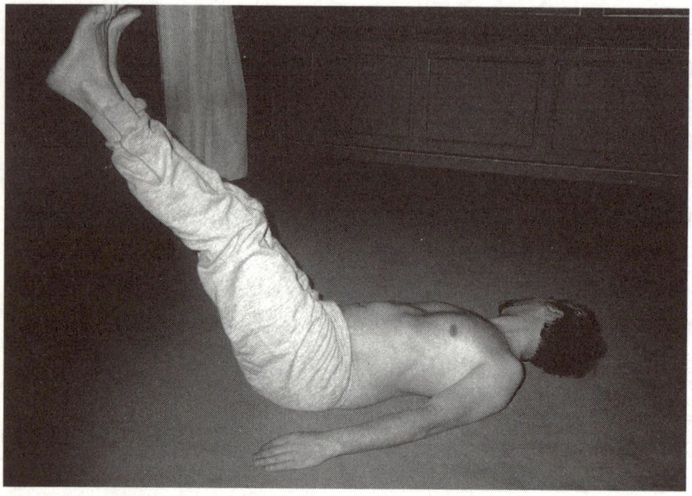

Ceci va, au niveau du dos, entraîner une alternance de cambrure et de tassement, par une mobilisation en pression de la charnière lombaire, qui finira par s'user. En effet, ces mouvements se font en tassant un ou deux disques, toujours les mêmes, tantôt en avant, tantôt en arrière.

Nous retrouverons cette problématique dans la bascule du bassin, souvent réalisée par tassement et raccourcissement des grands droits.

*Comment les grands droits peuvent-ils se contracter correctement ?*

Pour garder une longueur égale et étirée de la colonne lors des mouvements de torsion, inflexion, extension ou flexion du rachis, ou pour *gainer la colonne* et la garder rigide (pompes, par exemple), il faut que les grands droits jouent leur rôle de maintien. C'est une *contraction* qu'on appelle *isométrique*, ce qui veut dire à longueur constante et non en raccourcissement ou en étirement. Comme un élastique qui ne se laisse pas étirer, sans pour autant se rétrécir.

Les muscles du dos vont avoir le même type de travail pour assurer la solidité de la pompe comme de la posture sur la tête ou la chandelle, qui sont aussi des postures qui travaillent les abdominaux.

## Antagonismes et synergies

### *Le jeu des alliances*

Il y a donc trois couches de muscles et, comme dans les familles quand il y en a trois, il y a souvent des alliances deux contre un, sauf face à l'adversité où les trois peuvent se solidariser. Ainsi les obliques peuvent s'allier *(synergie)* avec les grands droits ou avec le transverse. Or les grands droits et le transverse (partie basse) sont *antagonistes.*

*L'antagonisme grands droits transverse*

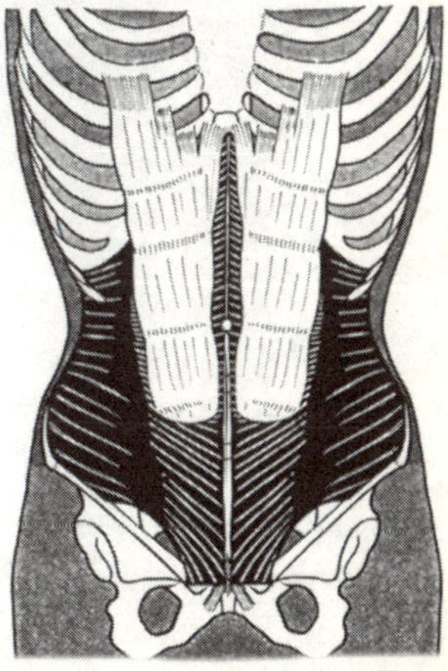

En raison de la disposition en tissage que nous avons décrite, il existe un antagonisme grands droits transverse superficiel.

Lorsqu'un muscle se raccourcit, il augmente de volume. Dans la partie inférieure de l'abdomen, les insertions des grands droits sont en dessous de l'aponévrose. Quand elles vont « gonfler », elles vont repousser l'aponévrose qui ne peut répondre par une contraction, puisqu'elle est inélastique. La ceinture basse va donc « sauter » sous la pression.

Si la contraction des grands droits est première, il est impossible de resserrer le transverse dans un deuxième temps. Nous verrons des exercices qui illustrent ces situations.

*Les obliques entre les deux camps*

Pour les obliques, tout dépend de la tension des grands droits et donc de l'étirement de la colonne.

Si les obliques se contractent avec un raccourcissement des grands droits, ils participent au relâchement du transverse.

Si les obliques se contractent avec l'étirement des grands droits et donc du dos, ils participent au galbe, au grandissement et au renforcement du transverse.

*L'alliance entre grands droits et obliques, contre le transverse,* va faire que les grands obliques tirent les côtes vers le bas en accentuant le tassement.

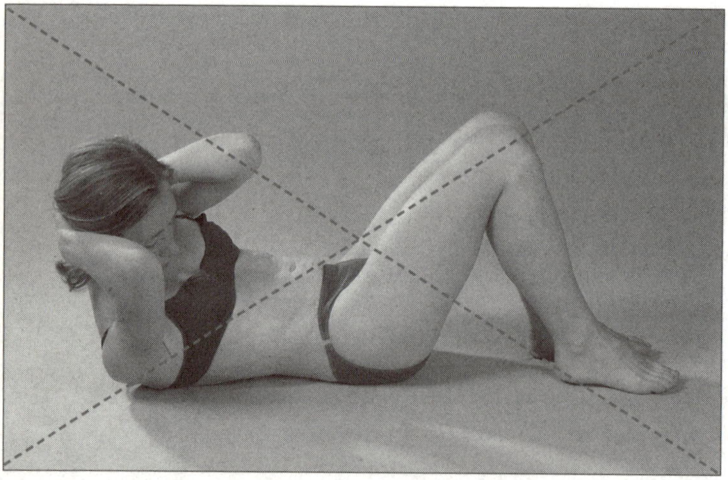

C'est ce qui se passe dans la toux, qui resserre la « taille empire », rapproche les basses côtes et crée une forte pression sur le périnée. On a alors souvent des fuites urinaires s'il y a un petit défaut dans le système de continence.

Dans cette configuration, le transverse ne travaille pas, le périnée non plus.

*Les obliques travaillent avec le transverse*, ce qui suppose que les grands droits ne sont pas raccourcis et vont étirer encore le rachis, remonter les organes et le diaphragme et marquer le galbe sur l'expiration.

### *Et le périnée ?*

On entend souvent dire qu'il ne faut pas faire d'abdominaux tant que le périnée n'est pas assez puissant, au risque d'aggraver son déficit et de générer des descentes d'organe et des incontinences (voir plus loin Abdominaux et maternité).

C'est encore une mauvaise compréhension mécanique qui fait ainsi énoncer les choses. Il ne faut pas pousser vers le bas, il ne faut pas générer d'hyperpression abdominale avec une résultante des forces vers le bas. Cela ne veut pas dire de laisser les abdominaux se distendre et en particulier le transverse, qui est un soutien et qui aide et soulage le périnée en position debout.

*Le tube de dentifrice*

Par rapport au périnée le rôle de la respiration est essentiel. Selon la séquence, on aura une détente du périnée ou un renforcement.

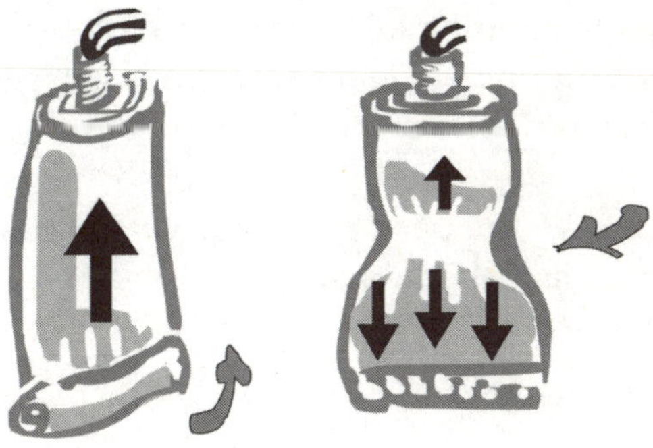

*Bonnes et mauvaises pressions*

*La mauvaise pression*

S'il y a serrage des abdominaux sans contraction préalable du pubo-rectal (action de se retenir), on se trouve dans le schéma du tube de dentifrice mal utilisé.

La pression au milieu va entraîner une résultante de poussée vers le haut, qui fait sortir le dentifrice, mais aussi une résultante vers le bas, qui pourrait faire céder le fond du tube. C'est ce qui se passe dans le vomissement, l'éternuement, la défécation, l'accouchement réflexe : la contraction violente du transverse et des obliques fait sortir par tous les bouts ! Vous l'avez peut-être constaté si vous avez eu une bonne gastro-entérite avec vomissements en jet et diarrhée. De même, beaucoup de femmes vomissent au cours de l'accouchement, ce qui est très efficace !

Dans ce cas, le périnée est particulièrement détendu, il est remonté passivement, il ne supporte plus le poids puisque les viscères, suspendus au diaphragme, remontent avec lui. Ces situations sont adaptées à l'expulsion hors du corps, mais comportent des risques de fuites urinaires ou fécales (il est impossible de maintenir le périnée contracté lors du vomissement, d'où l'importance de « s'installer » en cas de gastro-entérite). Elles ne sont donc pas adaptées aux efforts quotidiens et aux temps de renforcement abdominal.

*La bonne pression*

On peut économiser le dentifrice en roulant le tube de bas en haut, ce qui ne fait plus qu'une résultante de poussée, vers le haut. Cela correspond à contracter le pubo-rectal en premier, c'est-à-dire à faire le geste de retenir un gaz ou une envie d'uriner, puis à expirer en serrant la ceinture abdominale pour refouler viscères et diaphragme vers le haut.

Dans ce cas il n'y aura pas de poussée vers le bas, et le travail du périnée sera associé aux abdominaux.

*L'alliance périnée transverse*

La contraction du périnée entraîne un mouvement de rentrée du ventre juste au-dessus de la symphyse pubienne (testez sous vos mains).

Il a été montré par des mesures électromyographiques (mesures électriques du travail des muscles) et par échographie, que la contraction du pubo-rectal renforçait le serrage du transverse, même en fin d'expiration active.

*On va donc se servir du périnée pour faire des abdominaux.* Il n'y a pas de contradiction entre le travail du périnée et celui des abdominaux si on respecte les principes de travail ci-dessus.

## Du bon usage du transverse

### *Les principes de renforcement abdominal*

Dans les principes de renforcement abdominal il faut penser : *priorité au transverse, jamais sans le transverse !*

Nous l'avons vu, c'est un muscle qui n'est jamais travaillé et qui est difficile à renforcer. Pourtant il est essentiel dans la statique, la respiration, la silhouette et la protection du périnée. Il doit donc être travaillé puisque c'est celui qui doit assurer une *fonction permanente de maintien.* Il faut que son *tonus de base soit important* et non pas seulement sa contraction active.

Il est aussi essentiel qu'il *reste en tension lors des efforts* et que la contraction des autres abdominaux *n'entraîne jamais la détente de la partie inférieure de l'abdomen.*

### *Pourquoi renforcer le transverse ?*

Pourquoi faut-il protéger la partie inférieure de l'abdomen, c'est-à-dire renforcer le transverse superficiel ? Parce que c'est *la zone de faiblesse*, puisque la plus inférieure, et qu'elle soutient l'utérus, la vessie, la partie inférieure de l'intestin. C'est l'alliée du périnée pour le maintien en place des organes.

Si nous regardons de près cette zone, nous trouvons un véritable enchevêtrement de muscles et de tendons. C'est « cœur croisé renforcé » !

Les tendons (c'est-à-dire des cordes très solides qui permettent l'accrochage du muscle sur l'os) des grands droits viennent s'accrocher sur le pubis. Ils envoient des expansions croisées sur l'autre os pubien.

Les tendons des grands obliques arrivent aussi jusque-là.

Les muscles pyramidaux de l'abdomen sont des faisceaux très courts, donc faits pour tenir et non pour mobiliser. Ils vont du bord interne d'un des grands droits au pubis opposé. Ils se croisent donc encore. Leur rôle est d'éviter l'écartement des grands droits dans cette partie inférieure.

*Tout est fait pour que les grands droits ne s'écartent jamais dans leur partie inférieure*. En effet, s'il y a écartement *(diastasis)* à ce niveau, la possibilité de récupérer sera très faible, vu la position de l'aponévrose (en surface). Rien ne peut tenir « en dessous ».

Beaucoup de ballonnements en fin de journée viennent du relâchement du transverse car les anses de l'intestin grêle viennent appuyer et se coincer contre la symphyse.

Les descentes d'organes sont facilitées et aggravées en cas de transverse faible.

Dans les arts martiaux, la force est réputée être dans le hara (le ki), en fait dans la partie inférieure de l'abdomen.
Si c'est solide et tenu à ce niveau, cela signifie que la posture au sol est stable, les appuis puissants, la colonne tenue. À l'expiration, qui va renforcer le verrouillage de cette région, la puissance développée sera maximum, sans déstabiliser celui qui frappe ou amortit le coup.
Des études scientifiques récentes, venues d'Australie, montrent que la contraction du transverse entraîne la contraction automatique des muscles multifides, qui sont des muscles du dos, entre les apophyses épineuses des vertèbres, et qui sont des muscles de stabilisation du gainage de la colonne (et non des muscles de mouvement).

## Guide pour la pratique

On peut résumer ainsi les principes généraux qui vont commander à n'importe quel exercice et à la vie quotidienne.

- *Garder toujours l'étirement de la colonne vertébrale, c'est-à-dire la plus grande distance entre le coccyx et le sommet de la tête quelle que soit la position, même sur la tête !*
- *Faire tous les efforts en expirant, du bas vers le haut, et sans inspiration préalable.*
- *Commencer l'expiration par un mouvement de remontée active du périnée, qu'on maintiendra pendant l'effort.*
- *Commencer la contraction par le transverse, puis les obliques, puis*

*éventuellement les droits, pour aller du bas vers le haut et remonter les viscères dans l'effort.*

*- Ne jamais pousser vers le bas, descendre les côtes et le diaphragme dans les efforts quotidiens et les exercices.*

*- Ne jamais raccourcir les grands droits, ne pas les laisser s'allonger trop dans un mouvement de cambrure.*

*- Travailler les grands droits en « isométrique », c'est-à-dire sur une même longueur, qui correspond à l'étirement de la colonne vertébrale.*

On pourra s'assurer que ces principes sont respectés en observant la respiration, qui doit correspondre à une mobilité du bas du ventre, et en plaçant une main sur le ventre, qui ne doit jamais sortir, mais au contraire rentrer lors des contractions abdominales.

CHAPITRE 2

# ABDOMINAUX ET VIE QUOTIDIENNE

La vie quotidienne et la pesanteur sont des facteurs de risque pour la musculature abdominale et pour le dos.

Le seul fait de la position assise devant un bureau ou un ordinateur entraîne un avachissement qui relâche l'abdomen et détend les muscles dorsaux. Ceci d'autant plus que :

- le siège est le plus souvent trop haut,
- le dossier est toujours incliné vers l'arrière,
- le siège est trop profond (canapés par exemple).

On va donc avoir un appui en arrière, le glissement des fesses vers l'avant du siège avec tassement du bas du dos, une circulation sanguine ralentie avec stase veineuse dans les jambes, respiration thoracique et non abdominale basse et pas de stimulation du transit. Dans cette posture, il n'y a pas de travail des muscles qui font ériger le corps contre la pesanteur. Ils ont donc tendance à se relâcher.

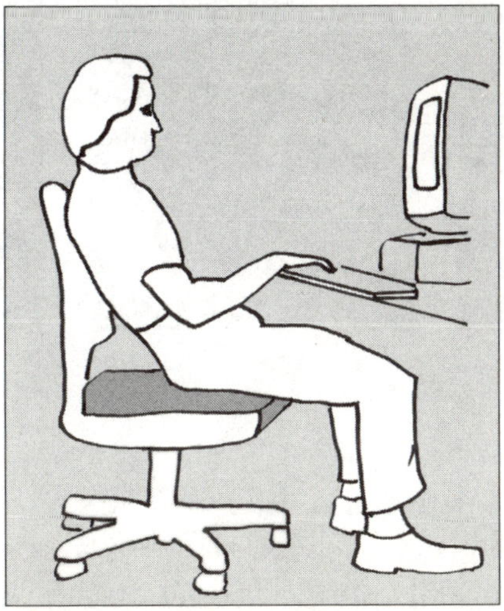

Les habitants des pays qui ne connaissent pas notre faux confort et où l'on vit assis par terre ou sur des sièges bas, sans dossier, qui portent leurs fardeaux sur la tête, ont forcément un autre travail musculaire. Pour tenir, il faut qu'ils aient « un dos », des abdominaux et pour se relever, se pencher, s'accroupir, des « jambes ». Rares sont les Occidentaux, même jeunes, même sportifs, qui peuvent rester assis en tailleur sans s'effondrer ou s'épuiser et s'accroupir pieds à plat et se relever dos droit.

## La position assise

### *Aménagez votre siège*

Si vous n'avez pas une taille très supérieure à la moyenne, les chaises sont trop hautes pour vous. Vos genoux sont en dessous de vos hanches. Vous risquez d'osciller entre cambrure et tassement, sans jamais être étiré. C'est toujours la charnière lombaire qui va supporter cette alternance, le disque se trouvant comprimé tantôt antérieurement, tantôt postérieurement.

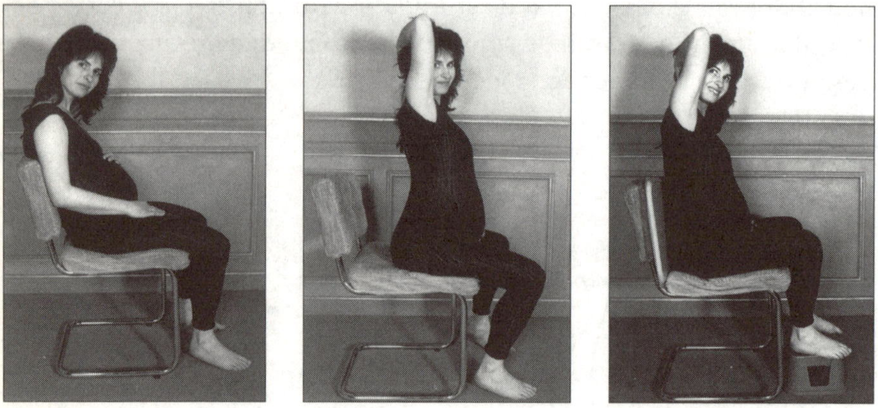

*Le canapé*

Même la soirée télé dans son canapé peut être un autre moment délicat. Plus il est profond et moelleux, pire c'est, à moins de vous allonger dedans ! Je vous conseille plutôt de vous asseoir devant, par terre, en

« grenouille » (plante de pied contre plante de pied), le dos appuyé au canapé, les coudes sur le siège pour dégager l'estomac, un coussin sous chaque genou, d'une hauteur suffisante pour éviter toute tension dans les cuisses.

*C'est très reposant, on sent le dos s'étirer, les épaules se détendre, bien sûr ça respire très bien et on a l'impression qu'on va pouvoir digérer !*

Alternez avec un tailleur adossé, pour changer le travail des jambes. Vous pouvez aussi utiliser un coussin Corpomed® pour appuyer le dos et soutenir les bras soit dans cette même position, soit dans un fauteuil.

Connaître ces positionnements est particulièrement essentiel aux jeunes mamans pour nourrir le bébé, aux personnes à mobilité réduite qui restent en fauteuil (voir dernier chapitre).

### « *Grandir-Mincir* »

*Faites vos abdominaux (et musclez votre dos) sur votre chaise, sans bouger !*

Si vous êtes obligé de passer beaucoup de temps assis, faites régulièrement cet exercice :

- calez-vous au fond du siège, genoux à la hauteur des hanches,

- appuyez fortement les ischions (les os pointus sur lesquels vous êtes assis) sur le siège, en expirant, *pendant que vous poussez le sommet de la tête* vers le plafond, nuque droite.

*Il est essentiel de faire ces deux efforts en même temps.* Si vous ne poussez que sur les fesses, vous vous tassez, si vous ne poussez que sur la tête, vous creusez le bas du dos (voir la notion d'étirement sans point fixe).

Si vous réussissez à éloigner ainsi les deux extrémités, vous allez sentir :

- que votre colonne vertébrale est gainée et devient rigide « comme une barre de fer »,

- que vos abdominaux les plus bas (transverse superficiel) sont très rentrés, très durs, et que vous grandissez et mincissez au fur et à mesure de l'expiration,

- que la respiration est abdominale et descend très bas, réalisant un massage viscéral intense,

- que vous ressentez beaucoup de chaleur le long du dos.

Ces postures sont des « autograndissements ». Elles sont très intéressantes pour lutter contre les tassements vertébraux et contre l'ostéoporose, car elles font circuler le sang dans la colonne vertébrale.

Cette position évoque les assises à l'égyptienne, où tous les segments (rachis-cuisses, cuisses-jambes) sont à 90° les uns des autres.

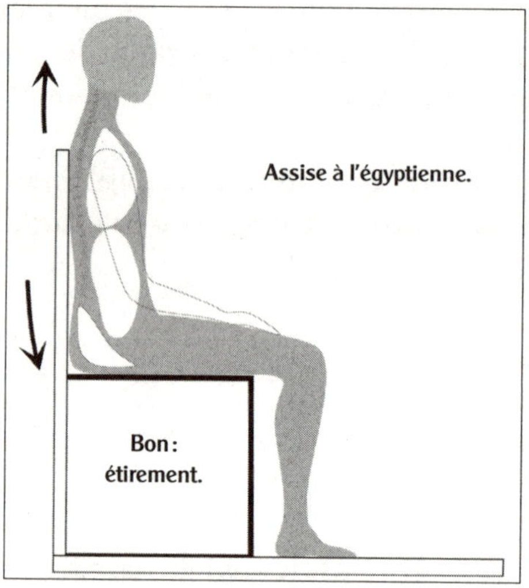


## La position aux toilettes [1]

La position physiologique de défécation est la position accroupie, buste en avant. Elle est adoptée en général au moment du besoin et permet une défécation sans efforts pour diverses raisons :

- le besoin est présent, pressant même,
- les axes ampoule rectale-canal anal sont alignés,
- le périnée postérieur est détendu,
- la pression abdominale spontanée va être dans le bas du ventre, pour comprimer et plaquer vers l'arrière les viscères, et non les pousser vers le bas.

Notre faux confort a fait de nous des handicapés précoces, incapables de tenir accroupi à cause des chevilles, des genoux et incapables de se relever. Nous avons donc des toilettes hautes.

La position va ressembler à celle sur la chaise : avachissement, glis-

1. Voir, dans la même collection, l'ouvrage *Constipations. Solutions.*

sement des fesses vers l'avant avec angulation maximum de l'axe ampoule rectale-canal anal, fermeture du périnée postérieur, poussée du ventre vers l'avant.

Il devient alors souvent nécessaire de « pousser », ce qui signifie descendre le diaphragme et sortir le ventre, avec les conséquences déjà énoncées sur le périnée et sur les abdominaux.

La solution est de mettre un banc sous les pieds pour remonter les hanches, se pencher en avant sans tassement, et rentrer le ventre en expirant pour augmenter la pression abdominale sans diriger la poussée vers le bas et l'avant.

*Les toilettes pour handicapés sont particulièrement néfastes* par leur hauteur. Il faudrait leur permettre de remonter au moins un genou et de se pencher en avant.

## Autres situations quotidiennes

### *Se pencher, se relever, soulever*

Tous les cours d'ergonomie enseignent les risques courus en se penchant dos rond, surtout si on soulève une charge.

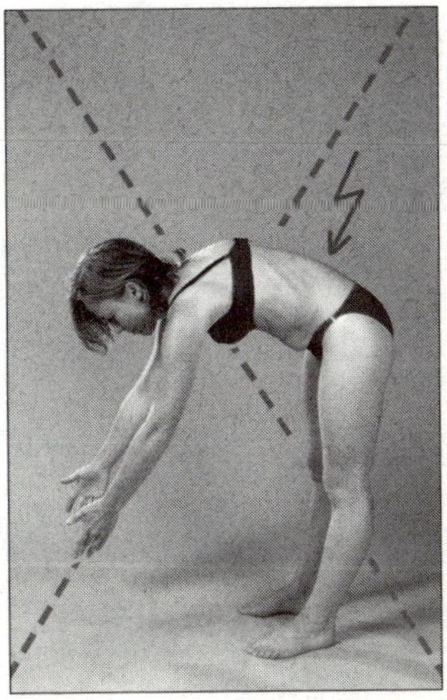

Et si vous avez une sciatique, on vous recommandera d'éviter ce type d'effort. Cependant on vous proposera après la crise de renforcer vos abdominaux en faisant des couché-assis, les pieds éventuellement coincés sous une barre, ou des poids dans les mains. Ce qui est exactement le geste interdit et dangereux !

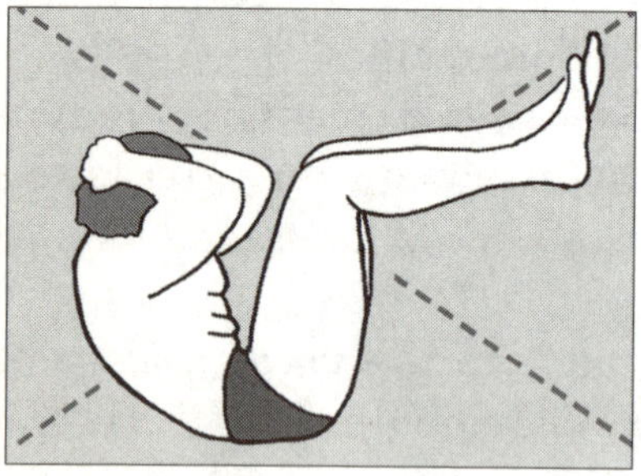

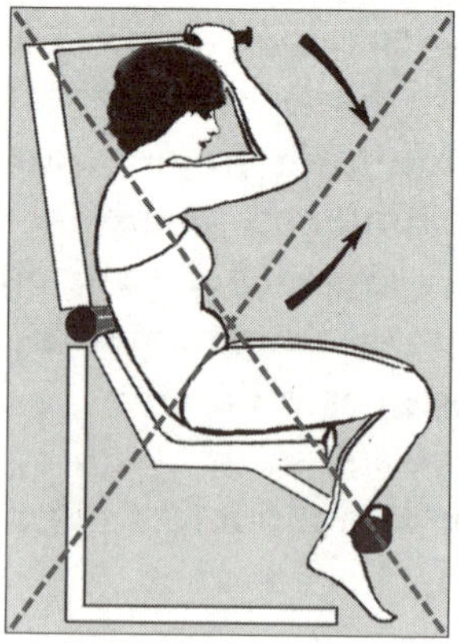

*Ne jamais plier le dos*

Il ne faut jamais plier le dos ni l'arrondir pour se pencher, ni le creuser pour se redresser.

Le dos doit être droit, rigide, gainé, « comme une barre de fer », en unité. Il ne doit jamais y avoir de disque comprimé ni antérieurement ni postérieurement. Cela suppose un gainage des abdominaux qui vont ceinturer et maintenir le ventre et le dos en unité.

Il faut alors se pencher à partir des hanches, genoux fléchis, fesses tirées en arrière. La remontée se fait par poussée des fesses vers l'avant, dos rigide comme dans un corset.

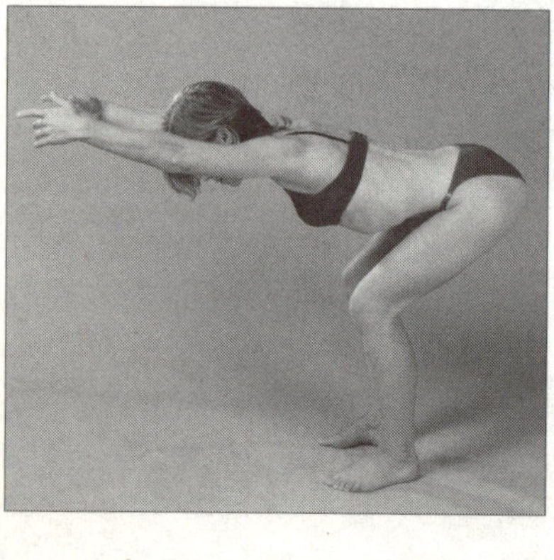

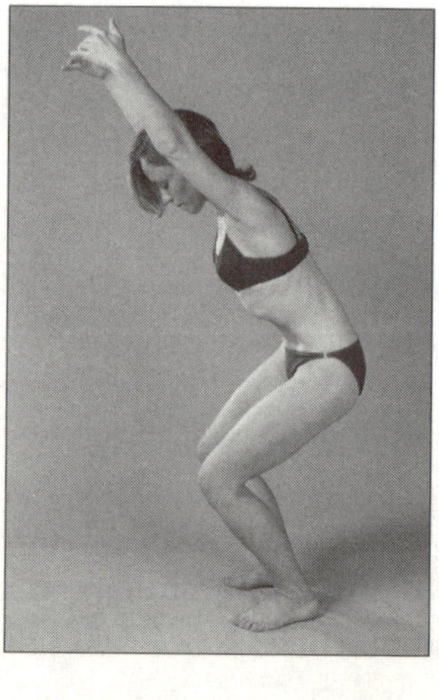

## *Se relever d'une chaise*

Il y a souvent perte de l'unité du corps dans le seul effort de se redresser. En général, on donne un « coup de rein », on pousse sur le ventre, on se jette en avant.

Le jour où vous avez une sciatique ou le lendemain d'une césarienne, vous comprenez que ce n'est pas le bon geste.

Il faut rapprocher l'ancien et le futur centre de gravité, se pencher en avant dos droit, jusqu'à ce que les fesses se soulèvent, puis les pousser en avant, en pivotant autour des hanches, dos toujours rigide.

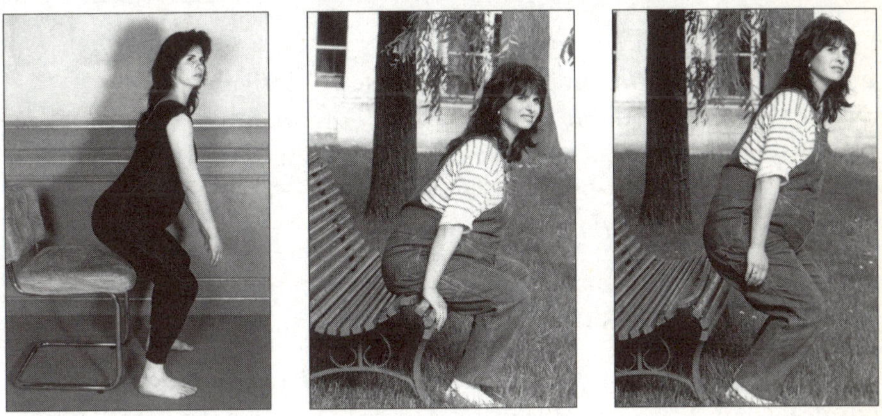

Mauvais Bon

## *Exercice : se relever du sol*

Passer de la position assis sur les talons à la position à genoux peut aussi induire une poussée ou au contraire obliger vos muscles du dos, vos abdominaux, vos jambes, cuisses, fessiers, à travailler.

Pour réaliser le bon mouvement, il faut pousser dès le début du mouvement les fesses vers l'avant, sans se pencher en avant, en imaginant qu'on porte quelque chose sur la tête qui ne doit pas tomber.

On va avoir un mouvement d'ouverture et d'étirement dans le haut des cuisses. Ce mouvement s'appelle la *rotation externe des fémurs*. Il réalise la bascule du bassin (ça décambre) en étirement et non en tassement. Vous constaterez que le bas du ventre est très tonique. On peut avoir une respiration abdominale mais il reste un bandeau très bas qui ne lâche pas : c'est un tonus de base qui main-

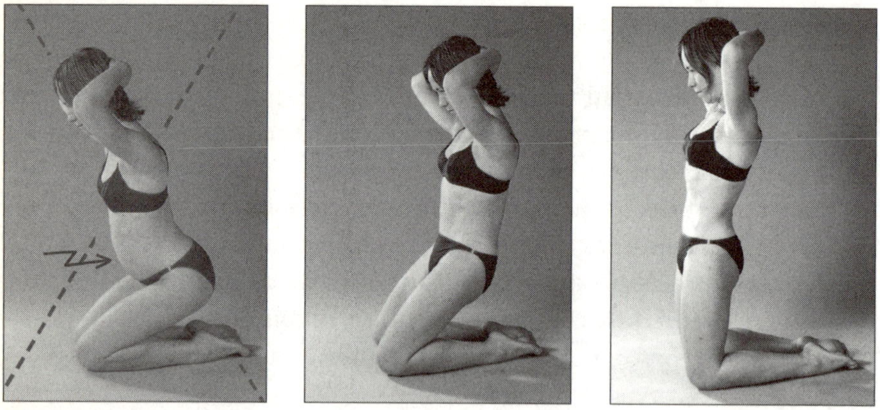

tient la posture et non une contraction active fatigable.

Les fessiers travaillent, le périnée est soutenu, fermé de l'extérieur. Il y a aussi un tonus périnéal qui ne s'épuise pas dans la durée, à l'inverse de la contraction qui est toujours brève et suivie d'un relâchement. *C'est la ceinture de chasteté !*

## La bascule du bassin

*La bascule du bassin :* tout le monde connaît ce terme. Il est en général employé dans le sens de décambrer mais le bassin peut basculer vers l'avant (antéversion) ou vers l'arrière (rétroversion).

### *Les erreurs*

Il ne faut pas confondre *décambrer* et *arrondir en tassant*. C'est ce qui se passe quand on fait les classiques « Inspirez, cambrez, expirez, décambrez ».

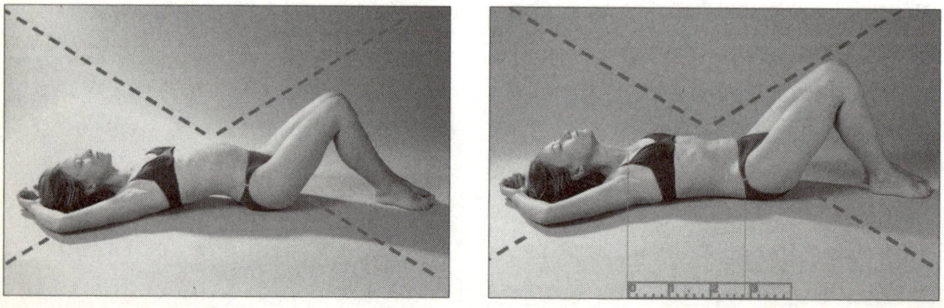

Vous voyez nettement le ventre sortir, les épaules et les hanches se rapprocher les unes des autres. Le diaphragme est coincé en bas, l'expiration en rentrant le ventre est impossible, la face antérieure des disques intervertébraux est comprimée dans la région lombaire, il y a une poussée sur le périnée, la nuque se creuse.

Vous remarquerez que vous ne pouvez pas respirer dans le ventre, que vous ne pouvez pas vous détendre. Si vous relâchez la contraction des abdominaux grands droits, vous recambrez.

*Il faut définitivement bannir ce genre de pratique*

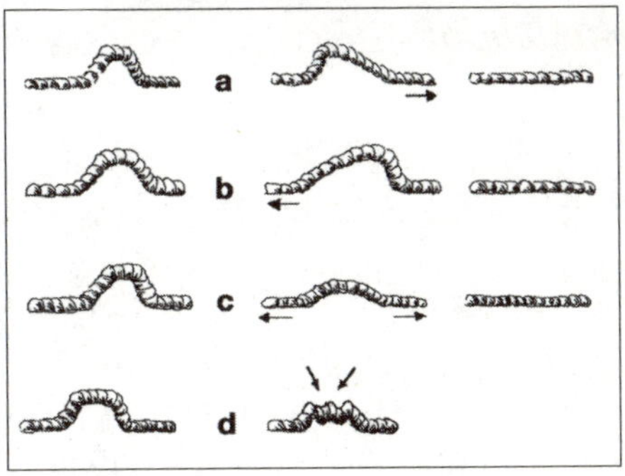


## *S'étirer, toujours s'étirer*

Décambrer (délordoser) doit provoquer un étirement de la colonne vertébrale, qui ne peut se faire que par un étirement des grands droits (équilibre des bretelles) et non par leur raccourcissement.

Deux solutions : éloigner le bassin des épaules ou les épaules du bassin.

Si vous soulevez le bassin en prenant soin de contracter le périnée (pubo-rectal, geste de retenir une envie), pour orienter le bassin dans un mouvement de roue qui tourne vers l'avant, il faudra aller poser les fesses le plus loin possible des épaules, sans relâcher la tension du périnée.

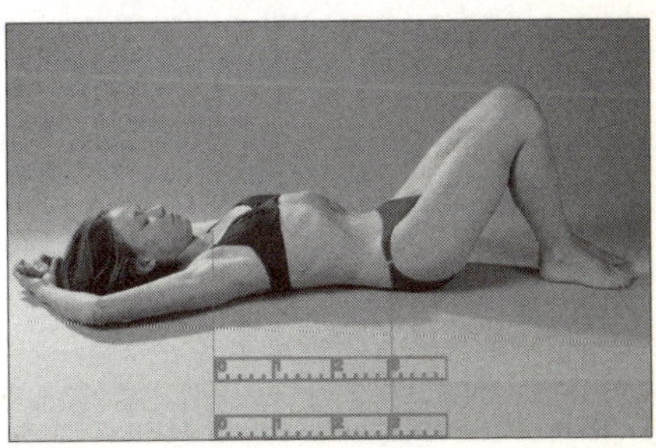

Vous constaterez alors que :

- vous avez « grandi et minci »,
- le dos est posé au sol, taille, sacrum en particulier,

- le ventre est plat, l'estomac libéré, creux,
- la respiration est spontanément abdominale et descend jusqu'au pubis,
- vous pouvez vous détendre sans que cela entraîne la cambrure.

C'est une position très détendante, qui soulage le dos, aide le transit, la circulation, repositionne les organes.

*Il faudrait systématiquement se mettre dans cette position dès qu'on s'allonge sur le dos, même au lit.*

### *Bascule du bassin debout*

Les mêmes erreurs se retrouvent debout, plus graves pour le dos, le ventre et le périnée, en raison de la pesanteur.

*La mauvaise bascule du bassin* utilise la contraction des abdominaux grands droits qui tassent le dos, sortent le ventre et augmentent la pression intra-abdominale (il ne faut jamais tenir son slip avec son collier, comme disait mon maître en yoga, Jacques Thiébaut).

*La bonne bascule du bassin* étire le dos et le devant, dégage l'estomac, fait pigeonner la poitrine, grandit et mincit.

C'est le même geste qu'à genoux. Il faut placer le poids du corps légèrement sur l'avant des pieds, et pousser les fesses vers l'avant, genoux tendus, pour réaliser la rotation externe des fémurs (2), en gardant l'étirement des grands droits.

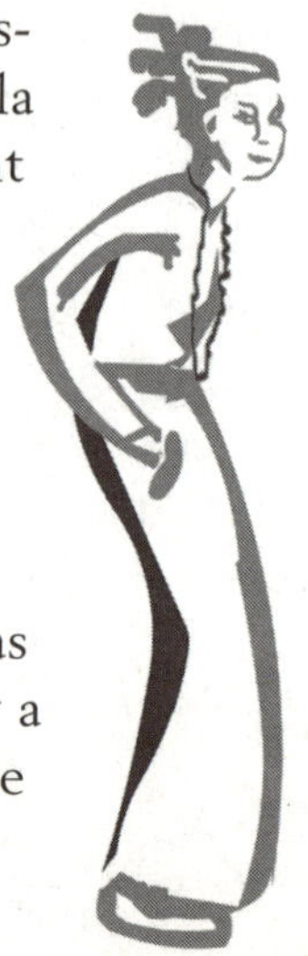

On retrouvera la « ceinture de chasteté » c'est-à-dire un soutien et une fermeture du périnée, un tonus puissant et non fatigable du bas du transverse, un tonus des fessiers, des cuisses, une voûte plantaire bien marquée (important pour la circulation).

La respiration abdominale est libre et ne modifie pas le tonus et l'alignement du rachis. À l'inspiration, il y a juste une expansion de l'abdomen, et non une cambrure et une poussée vers l'avant.

2. Voir l'ouvrage du même auteur, *Bien-être et maternité*, éditions Implexe, 1997.

Le portage de très lourdes charges, sur la tête ou dans le dos, oblige à maintenir cet étirement et ce gainage. Le portage à bout de bras tire les épaules et la poitrine vers le bas, et relâche la musculature abdominale et dorsale, augmente la pression intra-abdominale et sollicite trop le périnée.
Les Indiennes d'Amérique ont été étudiées du point de vue périnéal : elles ont des périnées beaucoup plus élastiques (c'est-à-dire capables de se contracter et de se détendre) que les Européennes et ne connaissent ni incontinence ni descente d'organe, bien qu'elles aient beaucoup d'enfants, car elles portent beaucoup de poids et mènent une vie très dure, sans faux confort !
Elles portent leurs poids dans le dos, à l'aide d'un bandeau frontal qui permet de suspendre la charge. Cela les oblige à tenir leur nuque étirée, tête haute, corps en avant, puisque le poids est derrière.
Dans cette statique, on retrouve toute la solidité de l'étirement « barre de fer », du sommet de la tête aux talons, plus le maintien en position haute de la poitrine, du sternum et donc du diaphragme qui suspend les organes. Rien ne descend ! Il n'y a plus de poids sur le périnée, le transverse est très tonique.

## Les erreurs classiques

Les erreurs les plus classiques se retrouvent aussi dans les bases de notre éducation physique. Notre mode de vie n'est donc pas très favorable à une bonne musculation.

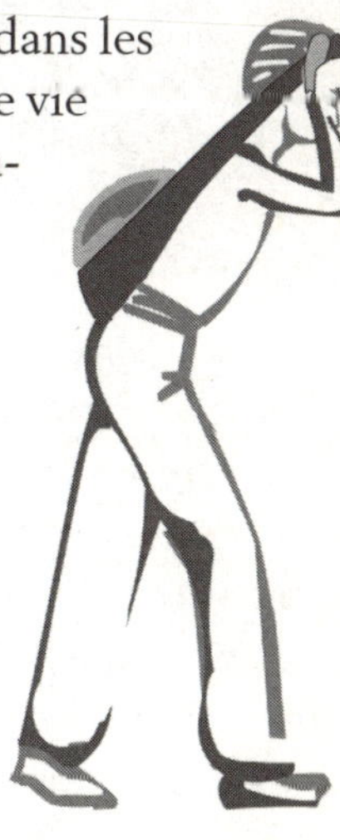

Beaucoup de gens ont mal au dos et se plaignent d'avoir du ventre. Ils vont alors faire de la gymnastique pour corriger le quotidien. En principe ! En réalité, *ce sont les mêmes erreurs, mais répétées sous forme de training plus ou moins intensif que nous allons classiquement retrouver.* Jusqu'au jour où il faut vraiment une minerve ou un corset (lombostat), une tige, une intervention sur les disques pour empêcher la colonne vertébrale de se plier sur les charnières vulnérables et l'obliger à rester en étirement.

Une compréhension des principes de base éviterait d'en arriver là. Le nombre de sportifs qui ont abîmé leurs disques est tel qu'il devrait attirer l'attention !

### *Les dos creux, dos ronds...*

Qui n'a pas fait ça, « dos creux, dos rond », soi-disant pour mobiliser le bassin, assouplir la colonne vertébrale et « basculer le bassin ». En réalité nous avons le plus souvent plié la colonne au niveau de deux charnières, toujours les mêmes (nuque et reins) en rapprochant les épaules du bassin soit vers l'avant, soit vers l'arrière.

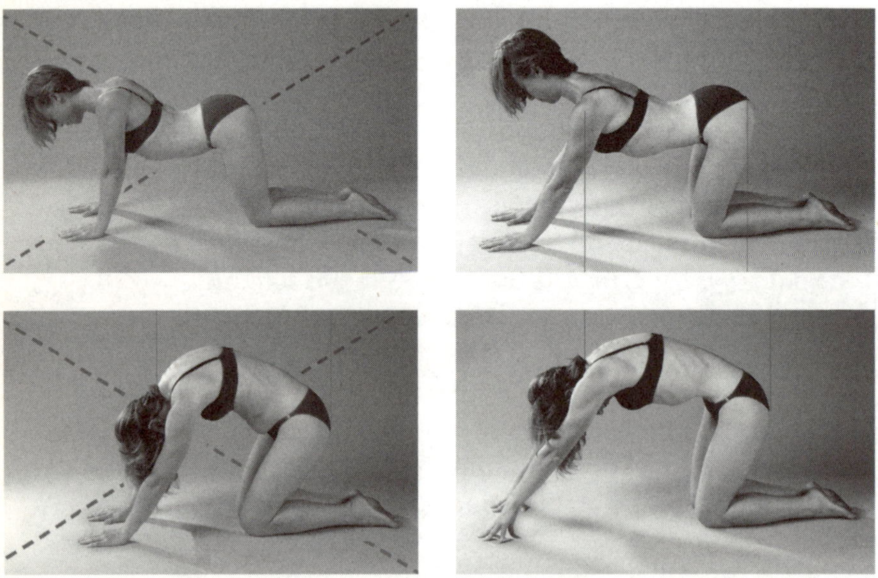

Vos critères pour savoir si la posture est un étirement seront toujours les mêmes : possibilité de respiration abdominale, possibilité de rentrer fortement le ventre puis de le détendre.

Si nous représentons la colonne comme une chaîne tendue entre deux pignons qui sont la « roue des épaules » et la « roue du bassin », et si nous voulons tendre la chaîne, il faut faire tourner les roues en sens inverse l'une de l'autre, estimait Jacques Thiébaut.

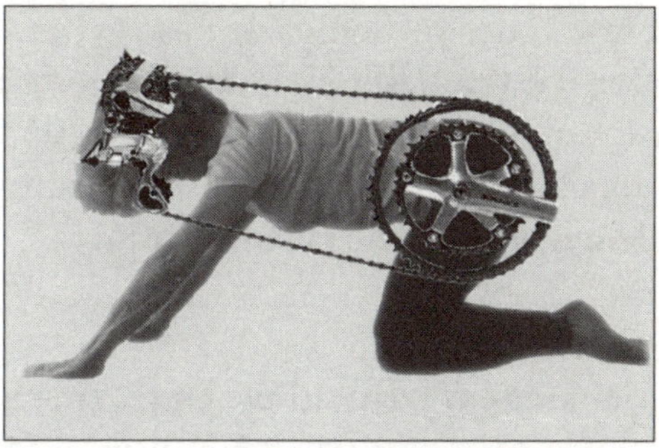

## *Des postures précises*

Pour que l'exercice soit correct et apporte ce qu'on en attend, c'est-à-dire un déroulement vertébral sans aucune compression discale, il y faut trois choses.

- Prendre des distances précises, distances d'étirement. Les fesses étant « point fixe » sur les talons, il faut amener les mains le plus loin possible devant, *sans lever les fesses.*

- Passer à quatre pattes sans venir en avant, en gardant le poids du corps en arrière, ce qui est la logique de la quadrupédie.

Ces deux préalables ne sont jamais précisés et très peu respectés. Si les épaules sont à l'aplomb des mains (proposition habituelle), il n'y a plus d'étirement, le dos rond va plier en deux la colonne, le dos creux va cambrer.

- Faire « tourner les roues » (bassin, ceinture scapulaire) en sens inverse l'une de l'autre.

Pour le *dos rond*, la contraction du périnée tire le bassin dans un enroulement, comme l'animal qui ramène la queue entre les jambes, puis les épaules viennent vers l'avant, les appuis sont le bout des doigts, le poids de la tête étire les cervicales.

Pour le *dos creux*, le bassin tourne dans l'autre sens, les omoplates s'emboîtent, mains à plat, toujours poids du corps en arrière, la remontée de la tête conserve l'étirement, sans « casser la nuque ».

On retrouve ici les étirements des animaux, les félins en particulier.

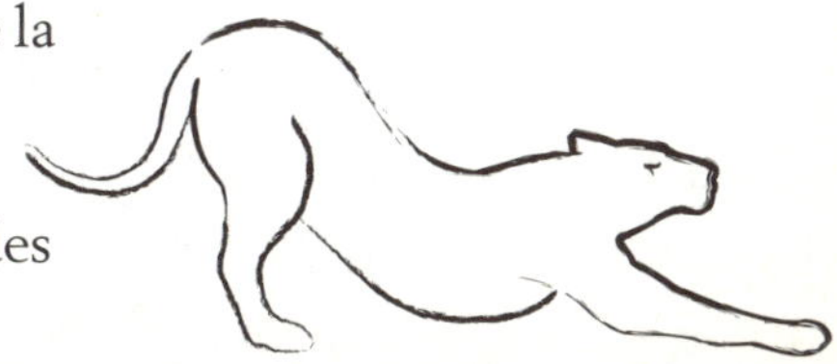

> En position assise, il est possible de s'étirer dos creux, ce qui n'est pas une cambrure, ou dos rond, ce qui n'est pas un tassement. Tout est toujours dans la distance entre les extrémités, la respiration abdominale qui en découle : grandir, mincir…

Nous verrons dans les cas particuliers en fin d'ouvrage (maternité, personnes âgées, personnes en suites opératoires) que les mouvements de la vie quotidienne sont très révélateurs. La moindre erreur (raccourcissement des grands droits) génère une douleur ou un blocage.

Le maintien du gainage par l'expiration et l'utilisation du transverse permet une mobilisation sans douleur et à moindre effort, et un renforcement de la musculature de maintien.

## CHAPITRE 3

# PROGRAMME FONDAMENTAL : RENFORCER LE TRANSVERSE

Le transverse est le fondement de la statique debout, le rempart contre les pressions sur le périnée et le garant d'un dos solide.

Peu connu, difficile à mobiliser, il doit être renforcé en priorité mais il faut parfois aider à le trouver.

## Prise de conscience et renforcement du transverse

Puisqu'il est à la fois mal connu et peu travaillé (voir plus haut), nous allons d'abord chercher des positions qui permettent d'accéder à sa perception puis des exercices de renforcement.

### *À quatre pattes (ou équivalent)*

Placez-vous à quatre pattes, selon les principes déjà vus, distances d'étirement respectées, poids du corps en arrière, nuque étirée, dos plat ou légèrement creux, mais pas rond.

Expirez comme pour faire des bulles dans l'eau, par la bouche, longtemps, *sans arrondir le dos*. Quand vous vous sentez « vide », ouvrez la bouche et laissez entrer l'air. Vous allez sentir la descente brutale du diaphragme et l'expansion abdominale ; le ventre se gonfle sans que vous ayez poussé dessus. Mais à l'expiration vous pouvez sentir le ventre rentrer, la ceinture se resserrer, *en commençant par le bas du ventre.*

Si vous laissez le dos s'arrondir, ce sont les grands droits qui jouent leur rôle parasite, la ceinture ne peut pas se serrer.

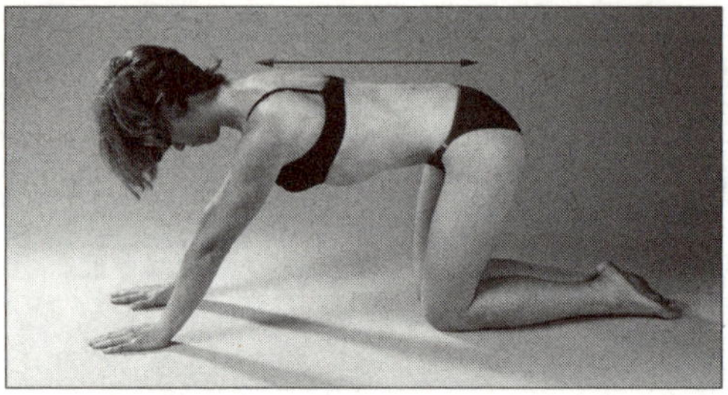

Vous pouvez faire des équivalents quatre pattes en posant les avant-bras l'un sur l'autre, coudes fléchis, sur un support (meuble, lavabo, cheminée). Poser le front sur les avant-bras et tirer les fesses en arrière, sans arrondir le dos. Ce n'est pas une cambrure mais un étirement, tant que les hanches restent en arrière des pieds.

Nous avons vu dans l'apprentissage de la respiration que l'étirement suffit à installer une respiration abdominale, avec travail du transverse.

### *La suspension : accroupi suspendu*

Cette posture représente l'étirement maximum des grands droits en équilibre avec l'étirement du dos. C'est le moyen le plus évident de sentir la respiration partir du bas du ventre et le serrage des différents niveaux se faire en remontant, sans risque de voir le diaphragme redescendre en fin d'expiration.

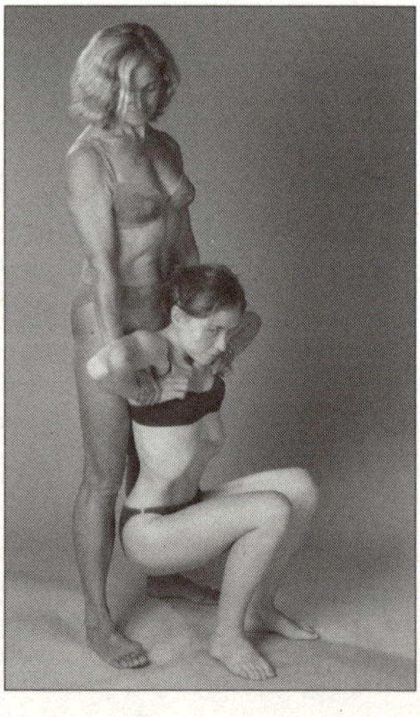

Si vous avez un espalier, placez-vous accroupi le dos contre l'espalier et allez chercher un barreau assez haut pour pouvoir vous retrouver accroupi suspendu. Sinon vous pouvez travailler à deux ou prendre une sangle et la passer par-dessus une barre de suspension (les barres de gymnastique fixées entre deux portes). À partir du moment où la pesanteur agit pour tirer les fesses vers le bas alors que les épaules ne peuvent pas descendre, vous verrez la respiration se faire spontanément dans le bas du ventre. Si vous allongez l'expiration, vous retrouvez la guêpière.

*Twist* : dans cette position, un mouvement de twist va permettre de travailler les différents obliques.

On pourrait aussi faire des translations, des cercles avec le bassin, puisque l'étirement est assuré.

Cette position est la plus puissante pour assurer une poussée maximale lors de l'accouchement, sans pression excessive sur le périnée et descente des organes puisque ceux-ci restent suspendus au diaphragme qui remonte. C'est le démoulage (voir dernier chapitre, Maternité).

### *L'expiration en contre-résistance*

Un autre exercice très puissant pour ressentir et faire travailler le transverse est le gonflage d'un ballon.

Asseyez-vous et essayez de gonfler un ballon. Dans un premier temps, on a tendance à prendre de l'air en montant la poitrine, puis à pousser vers le bas, en sortant le ventre. Le diaphragme ne peut pas remonter, il y a une poussée très importante sur le périnée.

Redressez-vous. Expirez, inspirez en ouvrant les narines (c'est-à-dire abdominal), serrez le périnée et rentrez fort le bas du ventre avec l'intention de partir du bas et de refouler le diaphragme vers le haut.

Ou il ne se passe rien sinon une augmentation de pression dans la tête (les trois « boîtes » communiquent en fait !) ou vous arrivez à développer assez de puissance dans le transverse et les petits obliques pour

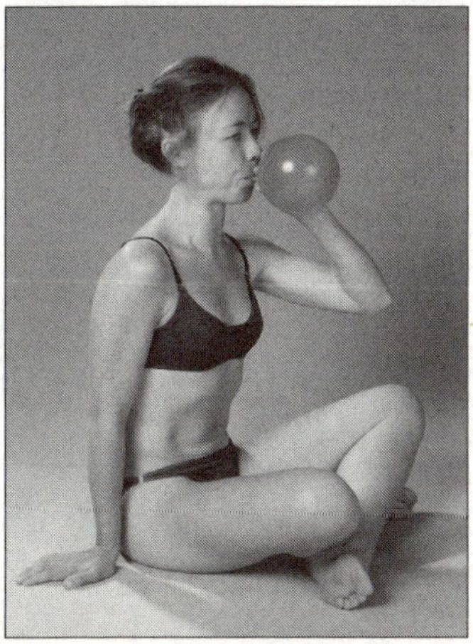

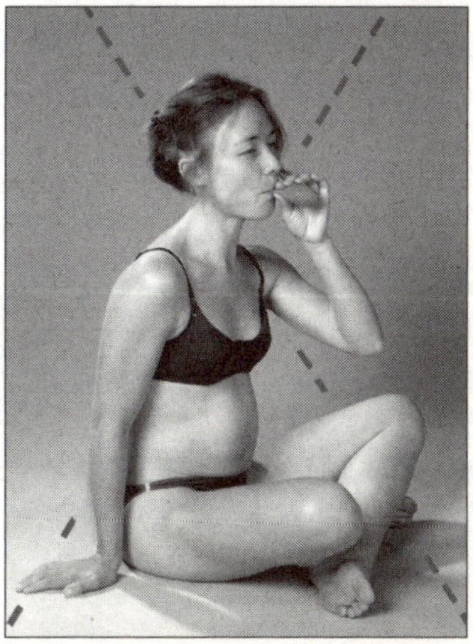

« démarrer » le gonflage du ballon. Vous verrez alors ce mouvement de rentrée du bas-ventre, cette remontée des viscères. Faites attention de rester bien en autograndissement, de ne pas vous effondrer à la fin de l'expiration.

Attention, si le ballon est trop souple, vous arriverez à la gonfler en sortant le ventre. Nous verrons que c'est aussi une solution pour pousser efficacement le bébé sans pousser l'utérus et la vessie avec.

### *Les renforcements*

En raison du fonctionnement du transverse, il n'est possible de le travailler que par trois moyens :

- l'expiration correctement menée, éventuellement contre résistance,
- l'étirement de la colonne et donc des grands droits,
- la rotation externe des fémurs « contrariée », c'est-à-dire un mouvement qui voudrait faire tourner les fémurs en dehors alors que le mouvement est empêché. C'est alors le bassin qui rétroverse et il y a un tonus des fessiers, du transverse abdominal et du périnée.

#### *Exercice « abdos, fessiers, périnée »*

Allongé sur le dos, bien étiré, croisez les chevilles, tirez bien les pointes de pieds vers le visage, genoux tendus. Cherchez à tourner les fémurs vers l'extérieur comme pour décroiser les chevilles alors que les pieds restent bloqués. Vous devez sentir les fessiers se contracter, le bassin basculer et, si vous placez la main au-dessus du pubis, vous allez sentir la contraction de la partie basse du transverse ainsi que la fermeture du périnée.

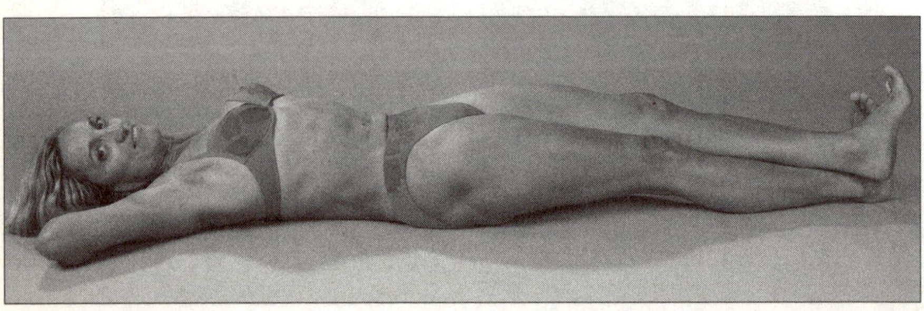

Attention, il ne faut pas « projeter » le ventre vers le plafond ni laisser les genoux se plier.

*Relèvement assis à genoux*

Partez assis sur les talons. Redressez-vous à genoux. Le mauvais geste est fait par « un coup de rein » qui pousse le nombril en avant et cambre. Imaginez une charge sur la tête que vous ne voulez pas renverser.

Démarrez le mouvement par une rotation externe des fémurs, soit le geste de tourner les cuisses vers l'extérieur, en expirant. Vos muscles des cuisses vont travailler. Vous arrivez ventre rentré, dos étiré. Attention à ne pas reculer les épaules dans l'espace.

Contrôlez : vous avez un tonus dans les fessiers, un tonus dans la partie très basse de l'abdomen, au-dessus du pubis, un tonus dans le périnée qui est « soutenu » par la posture. Il est possible de respirer abdominal sans bouger le dos (ce n'est pas : « Inspirez, cambrez, expirez, décambrez »). On réalise une véritable « ceinture de chasteté » pour les femmes.

Il y a une grande solidité. Dans les arts martiaux, toute la force est dans cette base.

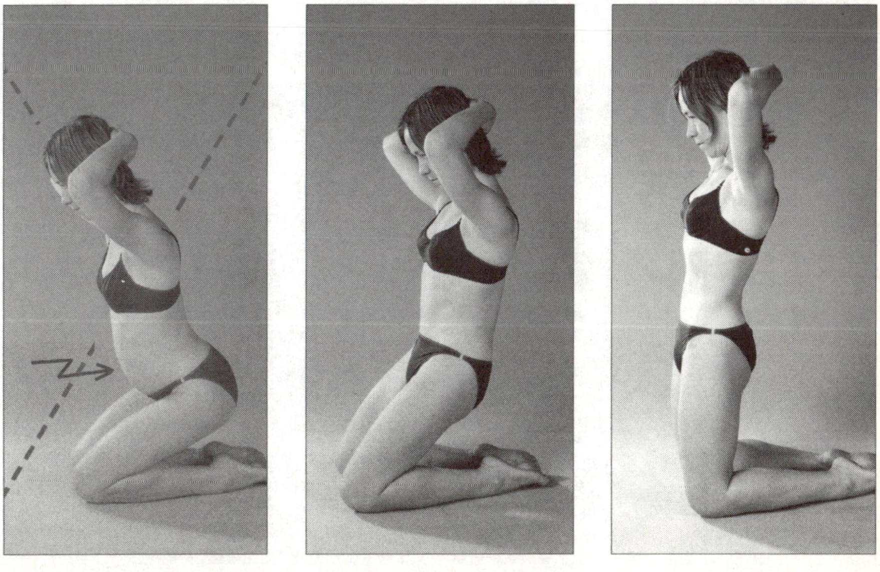

*Couché sur le côté*

Couchez-vous sur le côté, la tête posée sur le bras replié, la jambe inférieure tendue. Posez le pied supérieur devant le genou tendu. Contractez le périnée et ramenez le pubis vers l'avant pendant que vous poussez le genou vers l'arrière, en expirant.

Vous allez encore sentir « abdos, fessiers, périnée ».

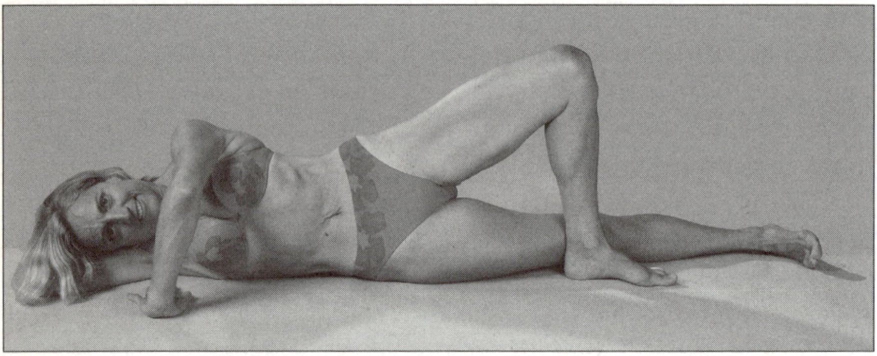

*Autograndissement*

Les exercices d'autograndissement peuvent se pratiquer pendant la vie quotidienne :

- assis, poussez les fesses dans le siège et la tête vers le ciel,

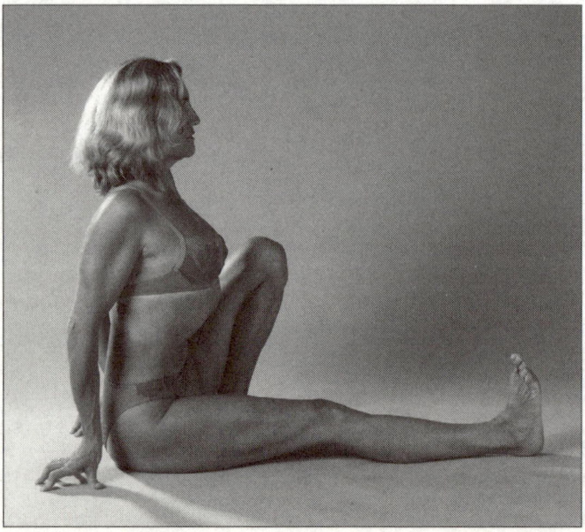

- debout, imaginez que vous portez un poids sur la tête en poussant bien les pieds dans le sol, etc.

Vous constaterez que le bas du ventre reste très tonique, même lorsque vous respirez abdominal.

Assis au sol, un genou plié, le pied le plus près possible des fesses, l'autre jambe tendue, cheville fléchie, orteils vers le visage. Redressez-vous, coudes fléchis, épaules basses et appuyez fortement les deux fesses dans le sol, en poussant sur la tête. Vous travaillez en même temps la flexion de l'aine.

*Étirement « repoussé »*

Exercice très simple à faire.

Couché sur le côté, une cuisse fléchie, genou remonté vers le ventre de façon à avoir moins de 90° entre la colonne et le fémur, la tête sur le bras replié, allongez le bras supérieur dans le prolongement du corps et prenez appui contre un mur ou une tête de lit. Bras tendu, repoussez votre appui en expirant le plus longtemps possible.

### *Les fausses inspirations thoraciques*

Nous retrouverons le transverse dans tous les exercices pour les obliques et dans le travail correct, isométrique des grands droits, ainsi que dans tous les exercices de gainage (« barre de fer », pompes,...)

Les exercices respiratoires de « fausse inspiration thoracique » sont aussi des moyens de renforcer le transverse de façon réflexe, par étirement des droits et autograndissement. Ils sont traités dans la partie consacrée aux abdominaux subtils (chapitre 6), car l'approche est un peu différente d'un travail classique de contraction musculaire.

Ils sont particulièrement efficaces lorsque la morphologie de départ est de type tassé, grands droits très raccourcis, sternum et côtes tirés vers le bas. Sitôt qu'on étire on déclenche la contraction très forte du transverse.

Si, au contraire, on a une morphologie avec des grands droits très distendus, le fait de les étirer provoquera assez peu de réponse. Il vaudra mieux alors utiliser les différents exercices qui partent des fémurs (étude de Carine Wilmart et Sylvie Surdiancourt, kinésithérapeutes belges, dans leur mémoire *Rapports grands droits transverse superficiel de l'abdomen*).

## L'antagonisme transverse grands droits

### *Prise de conscience*

Allongez-vous sur le dos, genoux fléchis, pieds à plat. Placez une main sur le ventre. Levez la tête et observez ; votre ventre sort, votre main est repoussée, il y a aussi une poussée sur le périnée. Cela correspond à la contraction des grands droits en raccourcissement.

Ce simple geste, tellement anodin, si souvent répété dans le quotidien, crée une poussée vers l'avant et vers le bas.

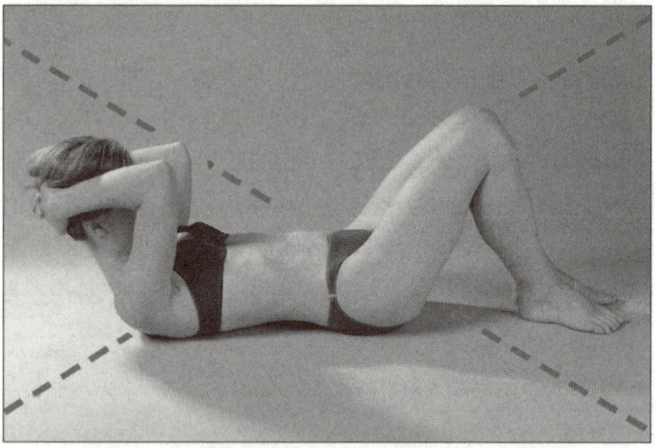

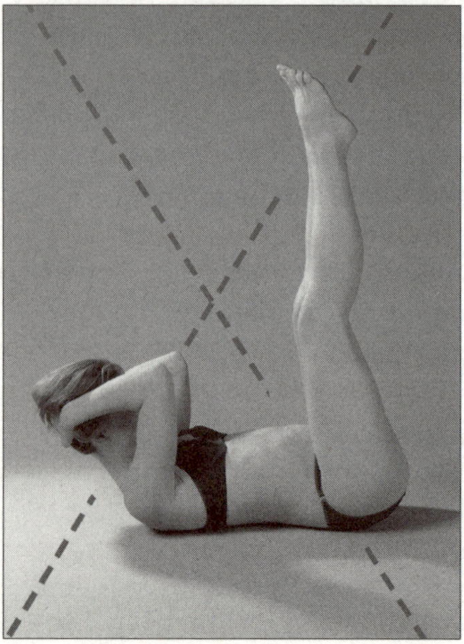

Si vous soulevez les pieds du sol, même de quelques centimètres seulement, vous constaterez une poussée encore plus importante sur le bas du ventre et une cambrure. Les muscles psoas ont accompagné les droits et ont joué leur rôle lordosant.

Bien évidemment les effets sont bien plus importants si les jambes sont tendues, en raison du bras de levier.

C'est pire si vous faites les deux efforts en même temps : rapprocher la tête et les genoux l'un de l'autre. Le raccourcissement des droits sera maximum, la pression aussi. Le diaphragme sera coincé en bas par la descente du sternum, l'expiration ne pourra plus se faire dans le bas du ventre.

### *Association des droits et du transverse inférieur*

Même position, mais replacez le bassin par un étirement. Contractez le périnée (pubo-rectal) en imaginant que vous retenez une envie d'uriner ou des gaz.

Expirez en remontant, dans le geste de « rouler le tube de dentifrice ».

Votre ventre se creuse, le corset se resserre.

Attention, il faut arrêter dès que votre sternum s'abaisse, que vos côtes se rapprochent et repoussent le ventre vers le bas.

Vous avez donc trouvé le travail du transverse et des obliques dans leur rôle expirateur (voir plus haut Anatomie fonctionnelle), dans leur rôle de remonter les viscères et faire le galbe.

Cependant ce ne sont pas des abdominaux très spectaculaires, ce pourquoi on ne fera jamais ce programme en salle de gymnastique.

Recommencez, puis essayez de soulever la tête. Si vous partez bien du périnée, si vous verrouillez bien le transverse superficiel par l'expiration, vous pourrez relever la tête sans que tout relâche en bas et que la ceinture « explose ».

Néanmoins, si vous relevez le buste et essayez de vous asseoir, vous verrez qu'il y a un moment où vous ne pouvez plus tenir le serrage du bas du ventre. Les grands droits en se contractant repoussent l'aponévrose du transverse, puisqu'ils sont en dessous.

*Pire encore*, si vous commencez par lever la tête et les épaules de façon à contracter les grands droits directement, vous ne pourrez plus resserrer le transverse secondairement, même en expirant.

## *La bonne pratique*

Il est donc important de respecter la séquence suivante, pour tous les efforts qui vont solliciter les grands droits :

- bascule du bassin par étirement,
- contraction du périnée,
- contraction du transverse bas par l'expiration,
- utilisation des droits en s'assurant qu'ils ne fassent pas lâcher le transverse et que le bas du ventre reste protégé.

Bien évidemment, lever les jambes est encore plus violent et plus incontrôlable pour la partie inférieure de l'abdomen. Il faudra donc utiliser la même séquence, ramener un genou vers la poitrine sur l'expiration, puis le deuxième sur une nouvelle expiration et garder la main sur le ventre en contrôle.

### *On peut lever la tête autrement !*

Mettez votre main sous l'occiput (les bosses à la base du crâne). Si votre main soulève la tête, le ventre sort.

Si vous rentrez le menton et faites l'effort inverse (la tête repousse la main comme pour redescendre se poser au sol alors que la main résiste), vous verrez le ventre rentrer, les côtes s'ouvrir.

En réalité, vous avez étiré le dos, particulièrement les cervicales, et donc étiré le devant, les grands droits qui se tendent sans se raccourcir.

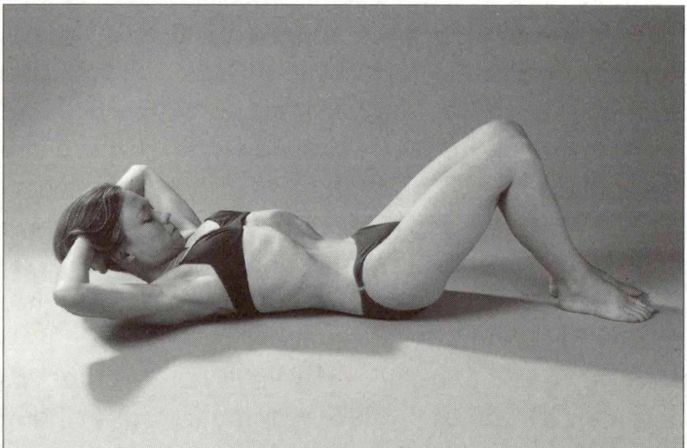

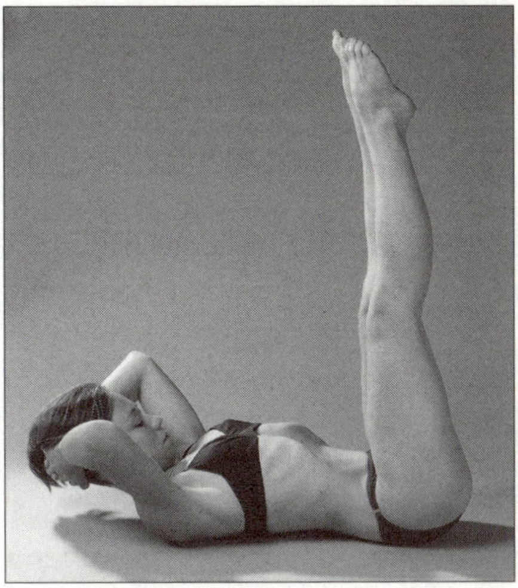

Amusez-vous à sortir le menton, puis à rentrer le menton et « reculer le cou » en repoussant l'occiput en arrière, vous verrez que le diaphragme et le sternum descendent, puis remontent, que le ventre sort dans le premier cas, puis rentre lorsqu'il y a étirement.

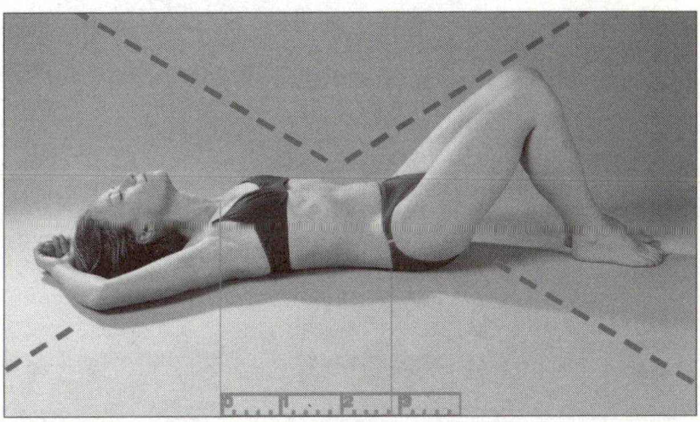

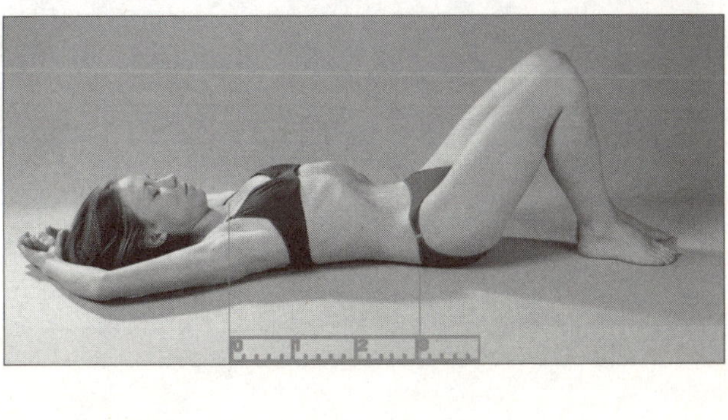

Nous verrons dans le dernier chapitre que la compréhension de ces éléments biomécaniques entraîne un changement radical de la position et de la respiration de poussée au moment de l'accouchement.

Dans tous les exercices qui demandent un travail des grands droits (s'asseoir, ramener les cuisses à 90° du tronc, se pencher en avant, etc.), il faudra toujours rechercher l'étirement, jusqu'au sommet de la tête, afin de ne jamais laisser le sternum se rapprocher des hanches. Cela demande un travail tonique du dos.

En réalité, les postures d'étirement souvent appelées « assouplissements » sont confondues avec relâchement, ce qui ne permet pas de mettre les muscles sous tension équilibrée, seul moyen de les travailler sans danger.

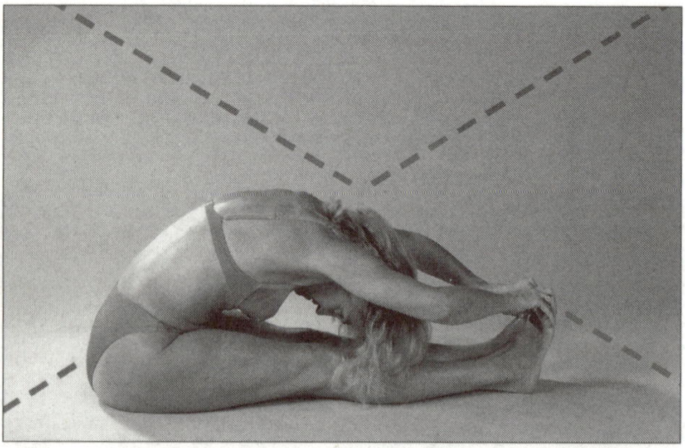

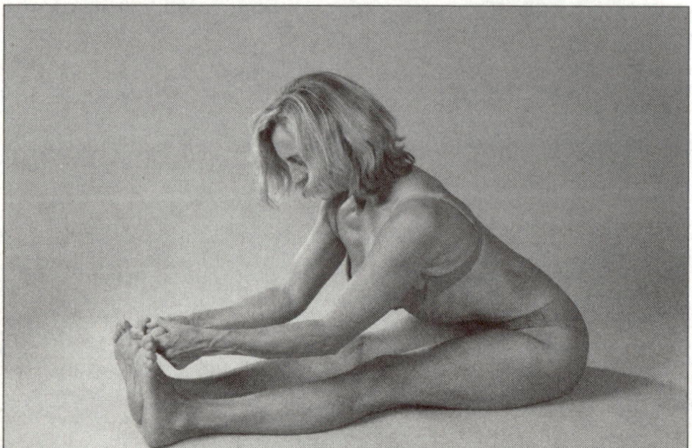

On peut assimiler ce travail aux formes de chaussure qui maintiennent le cuir en état au lieu de le laisser se gondoler sans aucune structure.

*Des effets mesurables*

Marcel Caufriez, déjà cité, a inventé une ceinture munie d'électrodes reliés à un ordinateur, qui permet de repérer le nombre de poussées enregistrées sur la paroi abdominale dans une journée ordinaire, à travers les efforts élémentaires (marcher, se pencher, s'asseoir, se relever, soulever...) C'est absolument effrayant !

Sachant que chaque poussée abdominale est aussi une poussée sur le périnée et une épreuve pour les structures de suspension, on comprend pourquoi l'abdomen se déforme, le dos se délabre et le contenu abdominal est mal maintenu.

Si les séances de gymnastique, au lieu de corriger les erreurs du quotidien, en rajoutent dans le même sens, les choses ne vont pas s'arranger ! Au contraire, une gestion correcte des efforts pourrait constituer une très bonne gymnastique d'entretien. En effet, un muscle qui ne travaille pas s'atrophie et le plus simple moyen de conserver une musculature efficace est encore de la solliciter régulièrement.

CHAPITRE 4

# LA PRATIQUE : SÉRIES POUR TOUS

Les séries d'exercices pour tous présentées ici vont vous permettre de faire travailler vos obliques et vos grands droits avec, toujours, le transverse !

## Les obliques

Le travail présenté ici est sans raccourcissement des droits et donc avec activation du transverse.

Tous ces mouvements supposent :

- de replacer le bassin et d'être en étirement,
- de commencer tout mouvement par une contraction périnéale,
- de faire l'effort sur l'expiration telle que décrite au début.

Pour les exercices asymétriques, faire évidemment les deux côtés.

Ce qu'il ne faut pas faire : rapprocher les épaules du bassin ou le bassin des épaules.

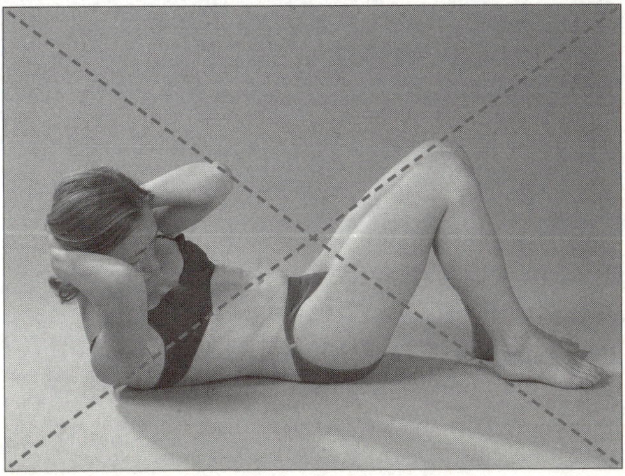

### *Les exercices les plus simples*

*Opposition bras jambes*

Ramenez la cuisse le plus près possible du ventre sans contracter les grands droits, sans soulever la fesse. N'écartez pas le genou vers l'extérieur.

Glissez le bras du même côté à l'intérieur du genou. Le geste consiste à repousser le genou avec le bras et à résister. Il ne doit y avoir aucun mouvement d'ouverture. Le dos, la nuque sont parfaitement à plat. Palpez votre ventre, vous sentirez la contraction du transverse et des obliques.

Vous avez, en prime, un travail des adducteurs (muscles internes de la cuisse) et des dessous de bras, des zones très souvent relâchées car peu travaillées.

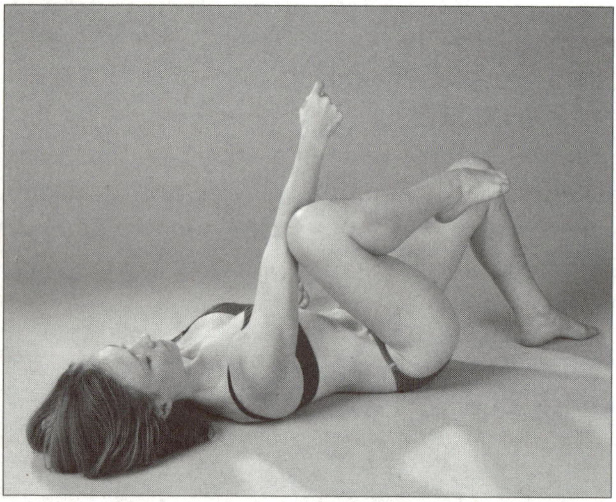

*Opposition bras jambe croisés*

Même départ. Glissez le bras opposé à l'extérieur du genou. Le bras repousse le genou et le genou repousse le bras.

Vous avez cette fois un travail des muscles extérieurs de la cuisse, une chaleur dans le haut de la cuisse (effet « anticulotte de cheval » !)

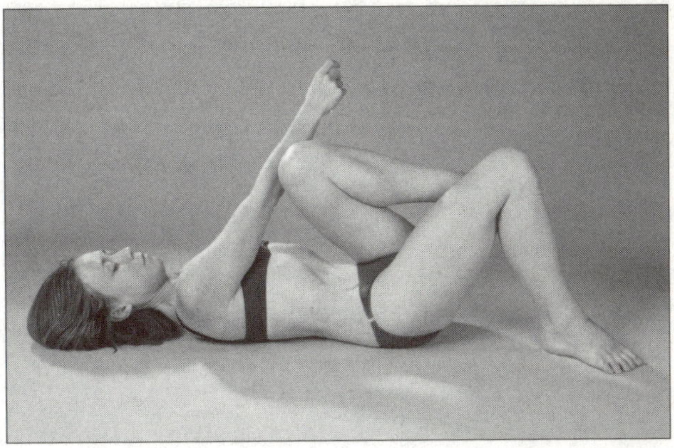

*Avec accessoires*

Prenez un parapluie ou un manche à balai. Placez-le contre la face interne ou externe du genou. Repoussez-le avec les mains, retenez la cuisse qui ne doit pas s'écarter du ventre.

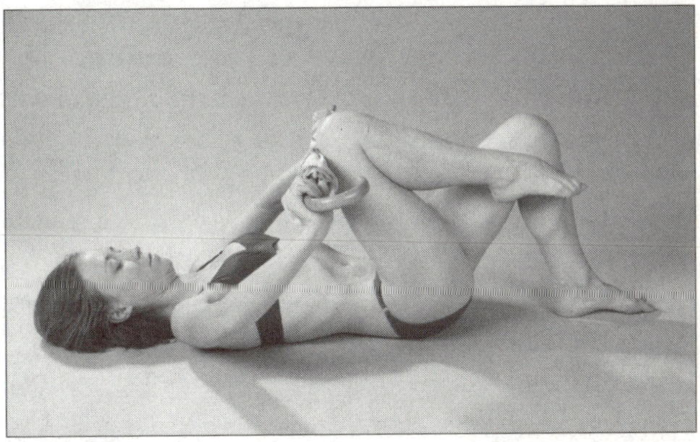

## ***Les obliques***

*Petits obliques*

Couché sur le dos, pieds posés écartés de la largeur du bassin, laissez descendre les deux genoux du même côté, *sans décoller la taille du sol.*

Il y a un puissant travail des fessiers, du côté où on descend, et un véritable travail de rappel des obliques.

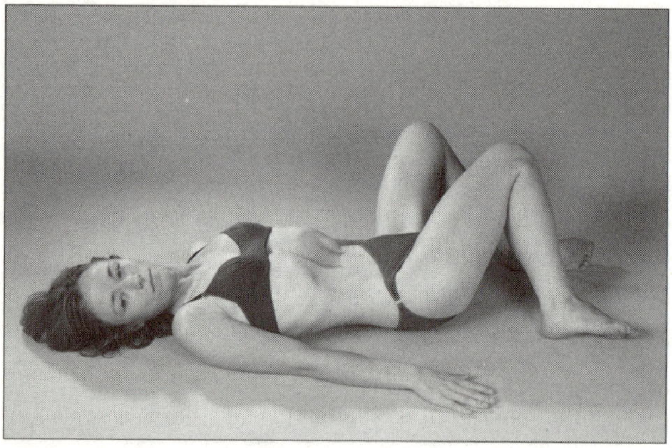

*Variante* : laissez le bassin rouler sur le côté, la taille décoller et ramenez la taille au sol, sans ramener les genoux qui restent un poids mort.

## *Grands obliques*

Couché sur le dos, bras en croix, ramenez un bras vers l'autre comme pour joindre les mains. Laissez décoller les épaules et les côtes puis tentez de les ramener au sol en expirant et en résistant avec le bras comme si la main était accrochée.

Vous devez sentir un puissant travail sous les côtes, sans qu'il y ait rapprochement des côtes et du bassin, sans que le ventre se gonfle.

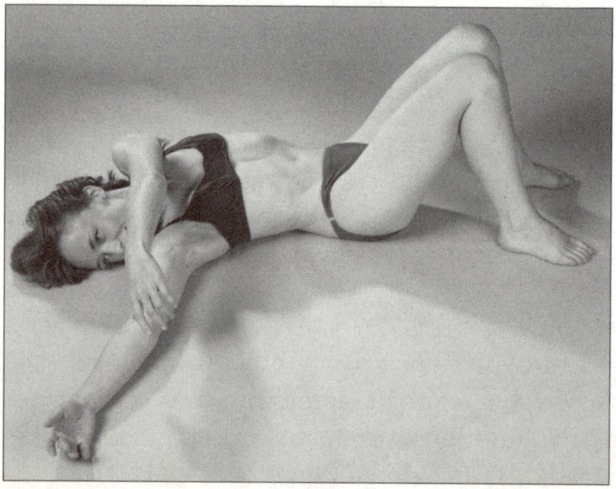

## *Les torsions*

Dans les torsions, on a le grand oblique d'un côté et le petit oblique du côté opposé.

*Twist en suspension*

Accroupi suspendu à un espalier (ici exercice à deux), amenez les genoux d'un côté et de l'autre, le plus loin possible.

Ce travail est une torsion du bassin alors que les épaules sont fixes.

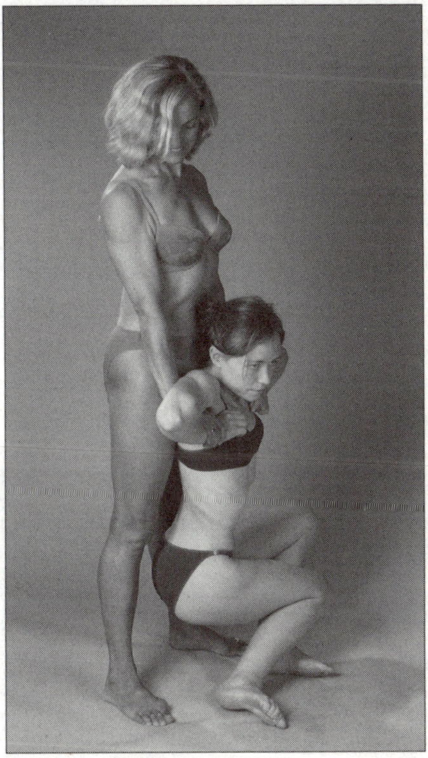

*Petite sirène*

Assis, genoux fléchis, les deux jambes rassemblées et ramenées vers le corps, étirez-vous et tournez le buste le plus possible vers les pieds.

Regardez vos pieds sans vous tasser.

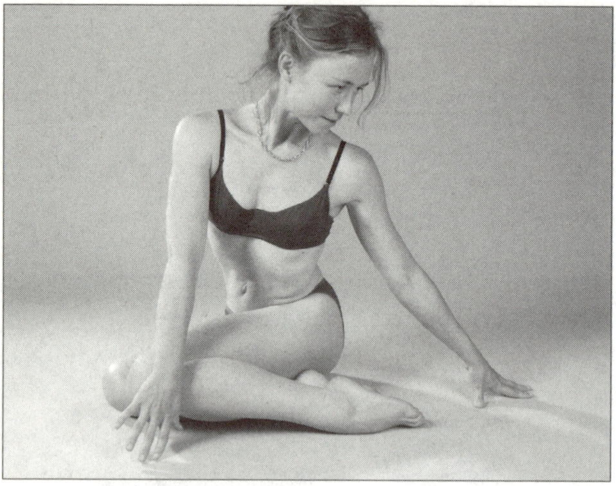

*Torsion des épaules*

Assis dos droit, jambes allongées ou en tailleur, faites tourner progressivement le buste, en partant du bas, en tournant à chaque expiration un étage : le bas de la colonne, puis le nombril, puis la taille, puis l'estomac, les côtes et enfin les épaules et la tête, nuque étirée.

Au maximum de la torsion, enlevez l'appui des mains et gardez la posture.

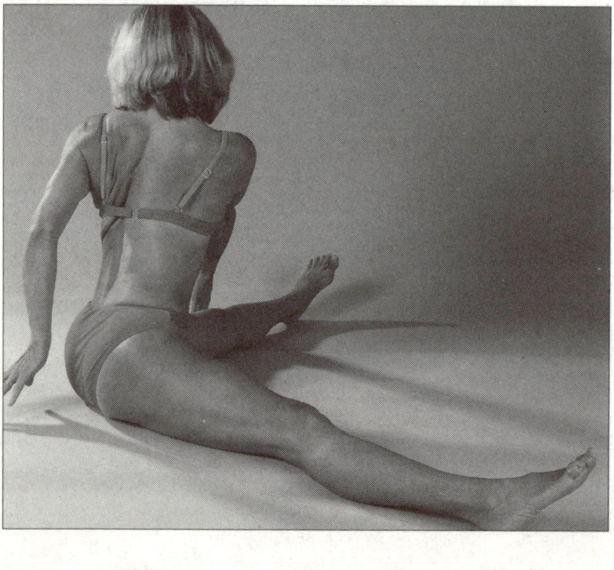

## *Les inflexions*

Dans les inflexions, on a le grand oblique et le petit oblique du même côté.

Assis en tailleur, levez un bras et étirez-vous en forme de « croissant de lune », sans raccourcir le côté concave. Il y a un étirement latéral des deux côtés, l'un se creuse, l'autre s'arrondit.

L'inspiration est plus ample du côté convexe (arrondi), l'expiration plus poussée du côté concave.

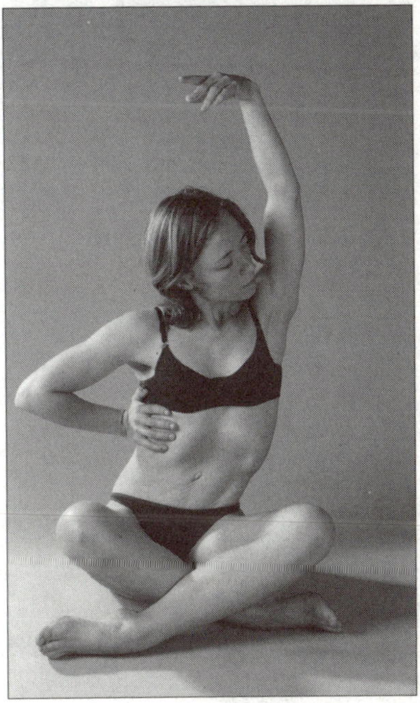

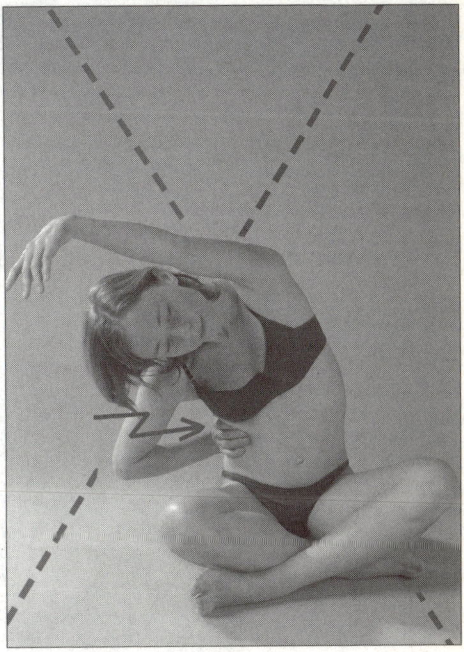

### *Étirement latéral à quatre pattes*

Départ à quatre pattes, poids du corps en arrière.

Avancez un genou et le bras opposé, comme pour amorcer une marche en cercle. Gardez le poids en arrière mais étirez au plus loin devant. Regardez vers l'intérieur du cercle, nuque étirée.

Expirez le plus à fond possible pour travailler les obliques.

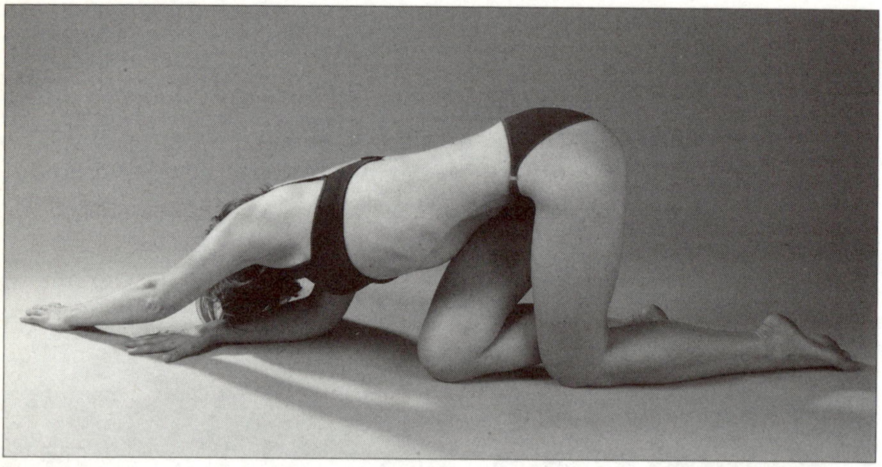

### *Les translations*

- À genoux, dos droit, bassin bien basculé, sans bouger le bassin, amenez les épaules latéralement sur une ligne horizontale.

Ne vous penchez pas.

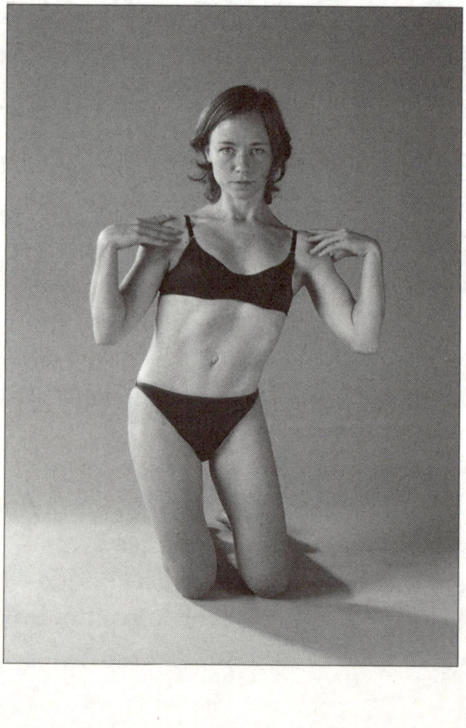

- Couché sur le dos, pieds à plat écartés de la largeur du bassin, bassin légèrement soulevé sans cambrure (travail du périnée), amenez les hanches à droite puis à gauche *sur une ligne horizontale, sans rapprocher la hanche des côtes.*

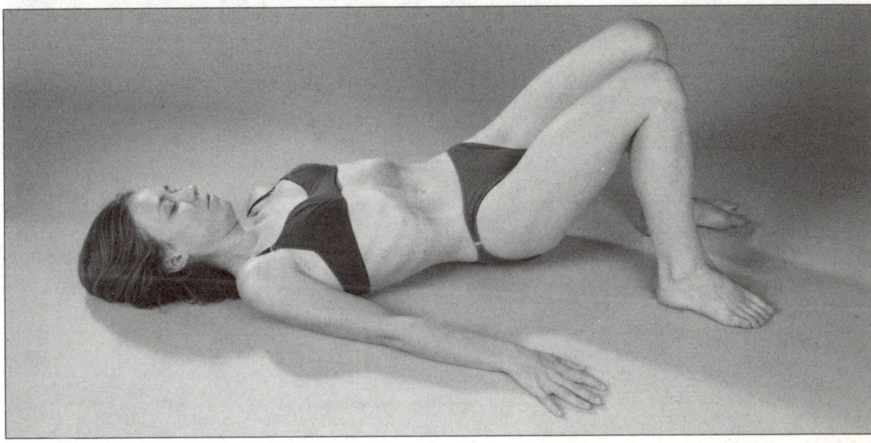

*Translations sur le ballon*

Assis sur un ballon de gymnastique, dos droit, amenez le bassin d'un côté puis de l'autre en faisant rouler le ballon (voir au dernier chapitre, Suites de couches).

***Les mixtes***

*Travail en contre-résistance*

À deux, ou contre un mur, poussez votre bras gauche vers la droite contre une résistance, en expirant.

*Avec les adducteurs*
Couché sur le côté, tête posée sur le bras plié, la jambe inférieure tendue, le pied supérieur posé devant le gnou, basculez le bassin en poussant les fesses vers l'avant et le genou vers l'arrière.

En expirant, poussez le pied dans le sol comme pour l'enfoncer dans le tapis.

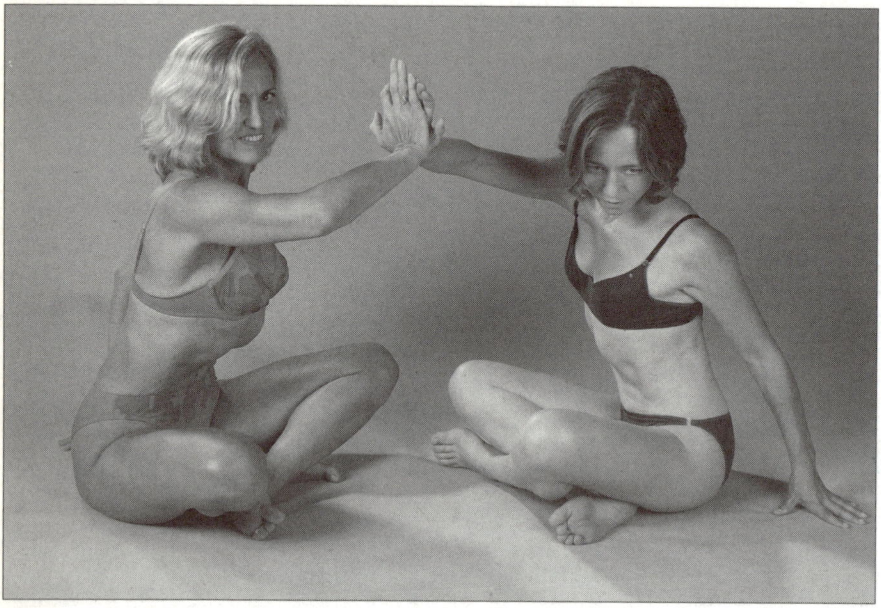

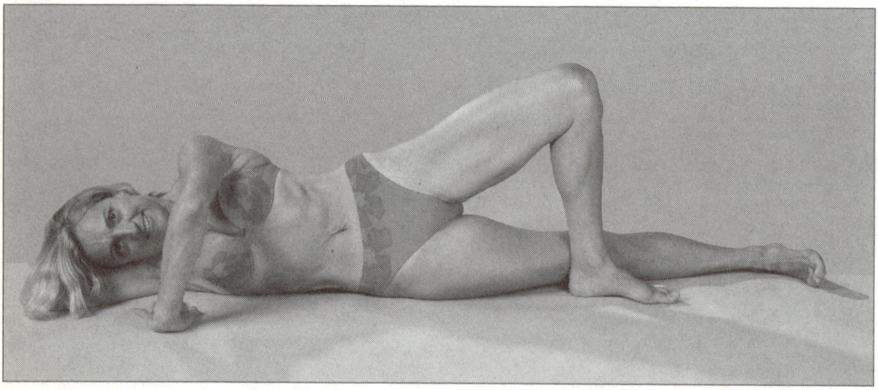

Faites ensuite le même geste avec la main posée au sol (grands obliques).

*Variante plus tonique*

Une fois la posture précédente réalisée, soulevez la jambe inférieure en partant non pas du pied mais du haut de la cuisse, du périnée, et en utilisant les abdominaux autant que les adducteurs.

Allez chercher la force dans les abdominaux, au centre du corps.

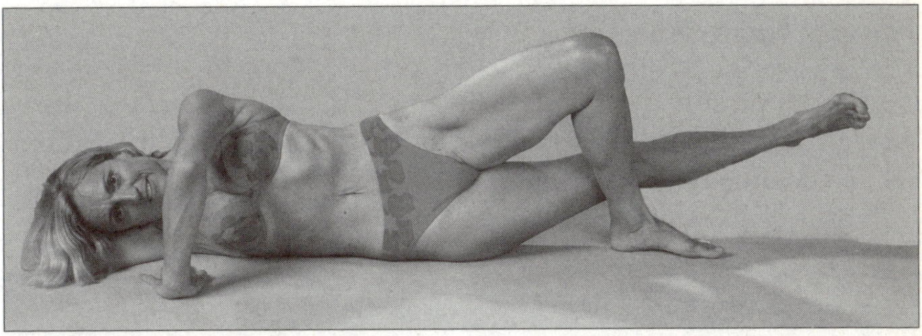

*Crocodile (travail de la taille)*

Couché sur le côté bras et jambes allongées, dos droit sans cambrure, en expirant, faites rouler la taille au sol, alors que les jambes et les bras suivent avec retard le mouvement. C'est la taille qui est moteur et qui arrive au sol en premier.

Vous êtes en arc de cercle avec un étirement très agréable du flanc. Respirez pour étirer plus fort.

*On appelle ces postures des crocodiles car c'est la manière particulière d'évoluer de cet animal, non pas en s'aidant de coups de queue mais pas oscillations au milieu du corps.*

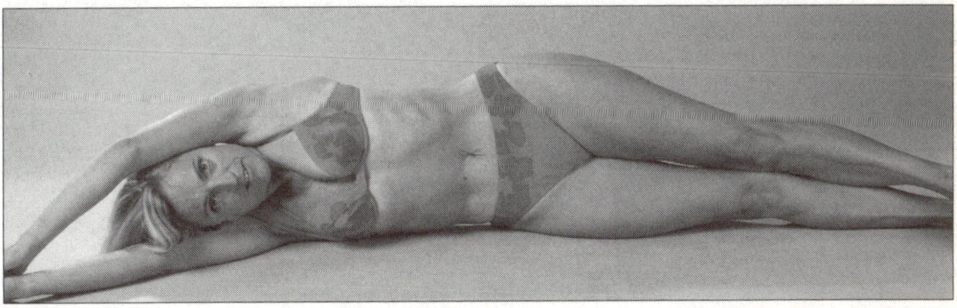

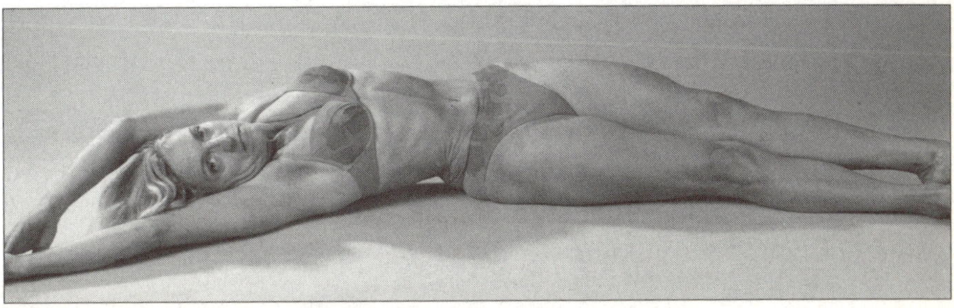

*Variante plus tonique*

Couché sur le côté, genoux fléchis, en expirant remontez les cuisses vers le ventre (angle fémur rachis à moins de 90°) et décollez les deux genoux comme pour les amener de l'autre côté du corps.

Inutile d'aller très loin dans la torsion.

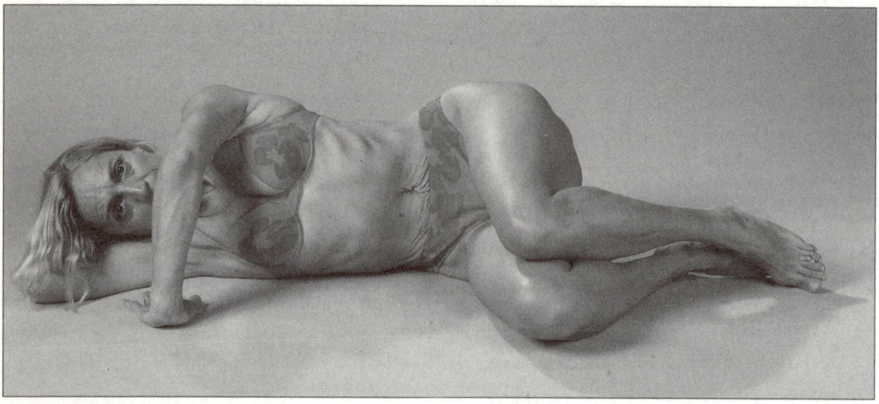

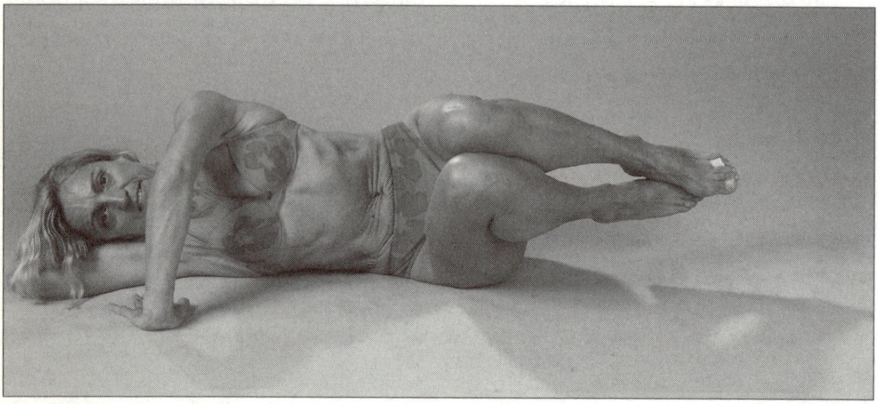

## Les grands droits

Vous allez maintenant faire un *travail isométrique avec les grands droits* (plus les transverses et éventuellement les obliques). C'est un travail des muscles à longueur constante, sans raccourcissement, donc sans tassement, sans compression des disques intervertébraux et sans poussée sur le périnée.

Le travail se fera toujours de la manière suivante :
- après repositionnement du bassin,
- en commençant par une contraction périnéale,
- sur l'expiration,
- en vérifiant que le ventre ne sort pas.

Quand l'exercice est asymétrique, faire les deux côtés.

## *Étirements du dos et des jambes : difficulté progressive*

• Couché sur le dos, une cuisse ramenée sur le ventre, l'autre jambe allongée, bien tendue, pied « flex » (orteils vers le visage).

Maintenez avec vos mains la cuisse le plus près possible du ventre, sans laisser l'autre fesse se décoller.

Serrez le périnée, expirez, assurez bien le verrouillage du transverse et lâchez le genou. Rien ne doit bouger ! Le ventre ne sort pas.

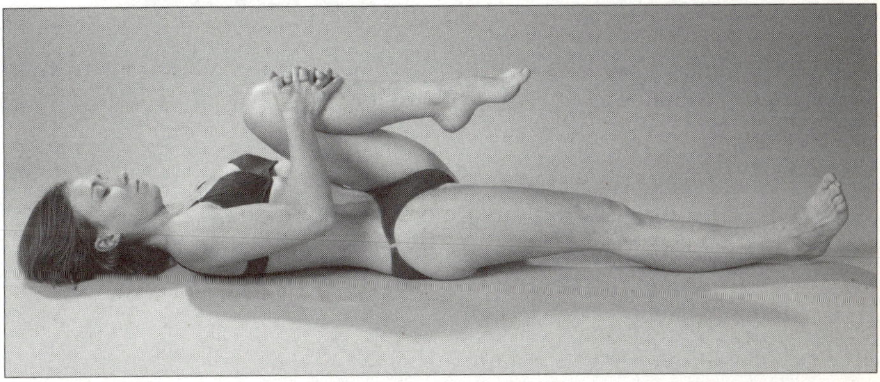

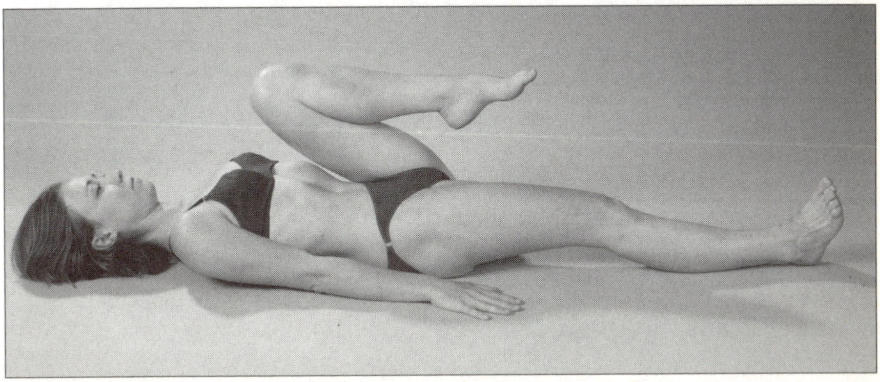

• Couché sur le dos, une jambe allongée, prenez une écharpe, glissez-la sous le pied, les mains à hauteur des genoux, coudes près du corps, épaules basses. Essayez de tendre la jambe vers le plafond *sans rien changer et sans laisser la cuisse s'écarter du ventre au-delà de 90° (le ventre ne doit pas sortir)*, lâchez l'écharpe.

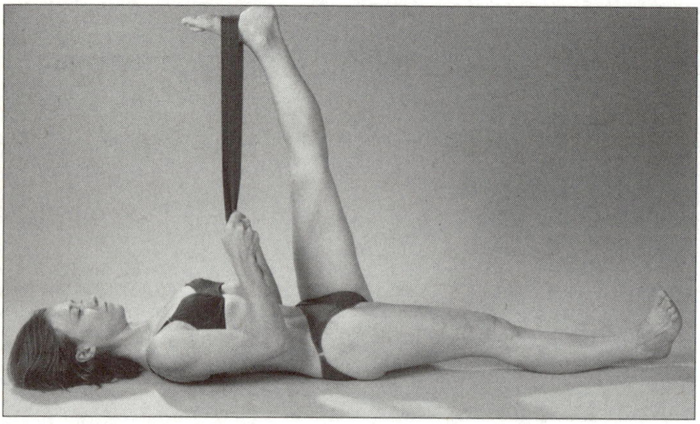

Si vous ne pouvez pas tendre la jambe, acceptez de laisser le genou un peu fléchi mais ne changez rien, ni la place des mains, ni la position des épaules…

• Hyperflexion de la hanche : couché sur le dos, une jambe allongée, fléchissez le genou et la hanche et tentez à l'aide de l'écharpe de ramener la cuisse le plus près possible du ventre, *en gardant bien la ligne talon-genou perpendiculaire au sol.* Verrouillez bien le transverse et lâchez l'écharpe.

*Rien ne doit bouger, le ventre ne sort pas.*

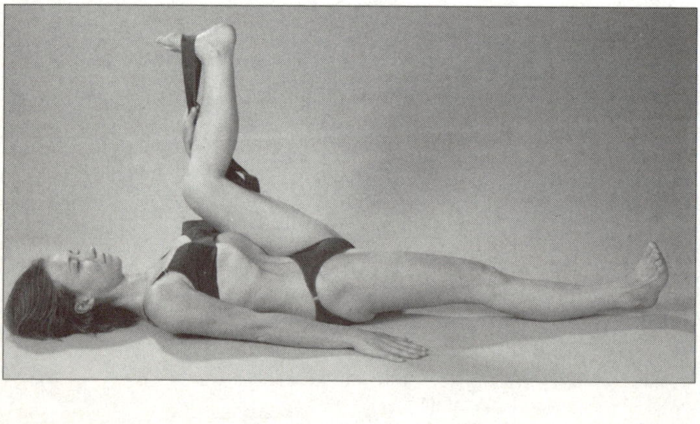

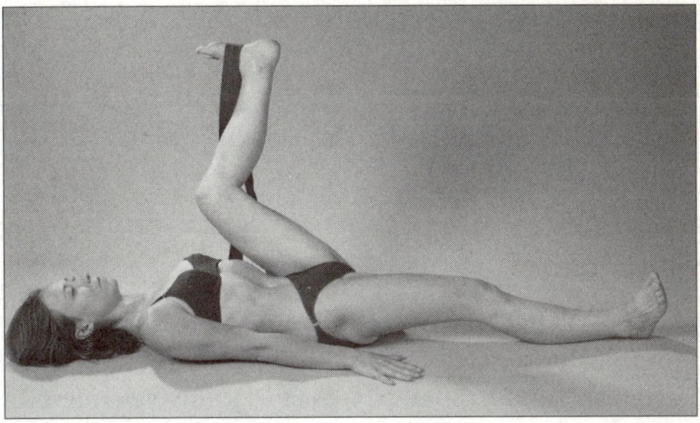

***Le pédalage décomposé***

Les mouvements conduiront à la photo finale déjà vue.

Allongé sur le dos, cuisses ramenées sur la poitrine, posez un pied au sol sans cambrer, allongez la jambe, pied flex, en gardant l'autre cuisse au plus près du ventre, *sans vous servir des mains et sans sortir le ventre.*

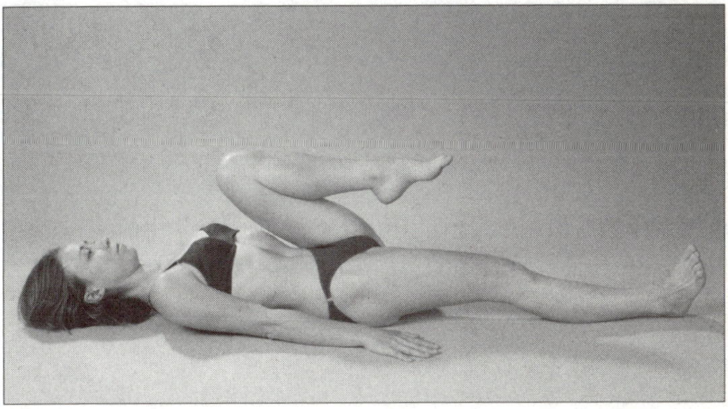

*Complémentaire*

Départ les deux jambes allongées, ramenez une cuisse le plus près possible du ventre, sans vous servir des mains, sans décoller la fesse de la jambe allongée, dont vous continuez à pousser le talon au plus loin.

Le ventre ne doit pas sortir.

## *Les tractions en contre-résistance*

Dans les exercices de traction en contre-résistance, la difficulté est progressive. Il y aura un travail du transverse, des droits et des obliques sans raccourcissement.

### *Pied sous la commode*

• Couché bien à plat, les bras éventuellement au-dessus de la tête pour empêcher le raccourcissement des droits, un pied au sol, glissez vos orteils derrière le genou, sans écarter la cuisse latéralement. Imaginez que vous avez le pied sous la commode et que vous la tirez vers vous, bien dans l'axe, mais la commode résiste et rien ne bouge.

Le ventre se contracte mais rentre.

*Le dos est ici bien protégé de la cambrure.*

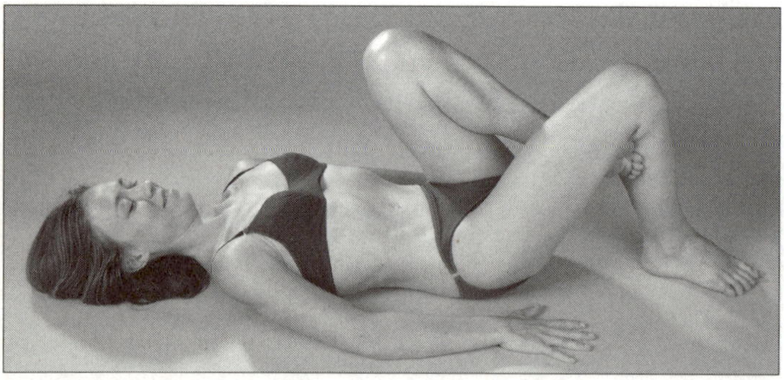

• Croisez maintenant les chevilles. Le pied de dessus essaie toujours de tirer la commode qui résiste.

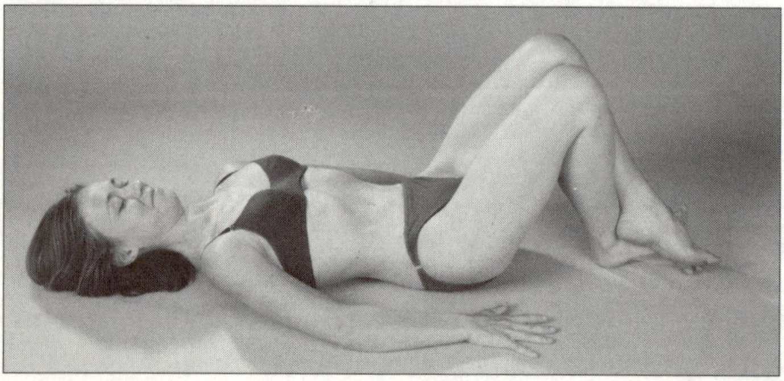

*Attention* : le risque de cambrure est plus grand, il faut bien positionner le bassin au départ.

Cette posture peut se faire assis sur une chaise.

• Allongez les jambes, placez un pied en travers de l'autre pied dont vous tirez fort les orteils vers le visage. Vous imaginez ramener la jambe allongée vers vous alors que le pied de dessus la retient.

*Attention :* le risque de cambrure est majeur ici.

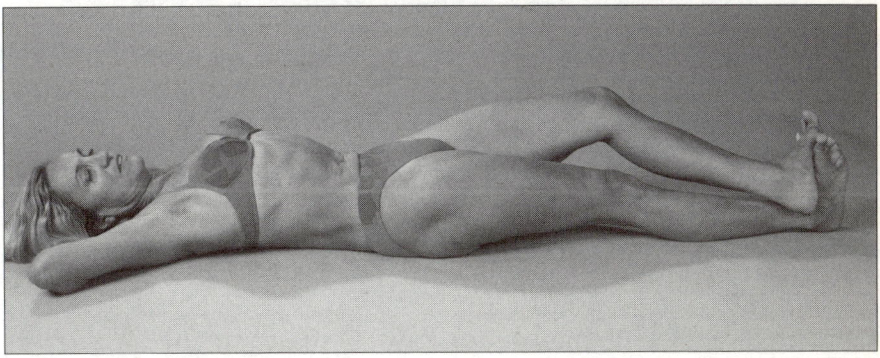

*Variante sur le côté*

Intéressante pour les gens alités, des jeunes mamans qui travaillent éventuellement en allaitant.

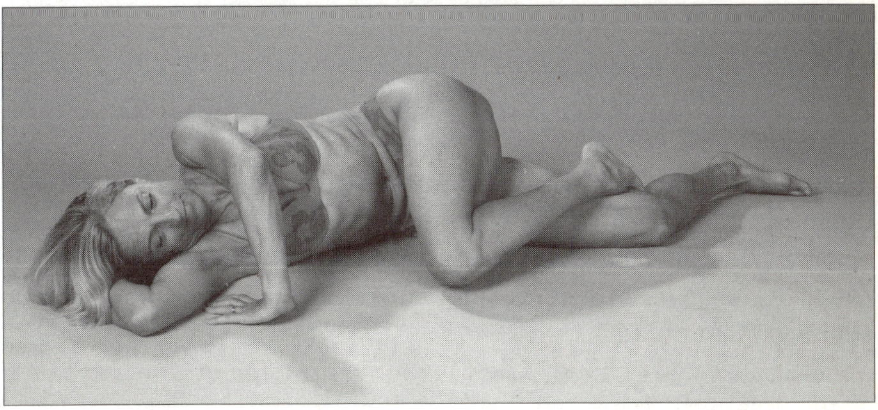

Même chose avec les pieds sous le creux poplité. Virez sur la commode, qui résiste.

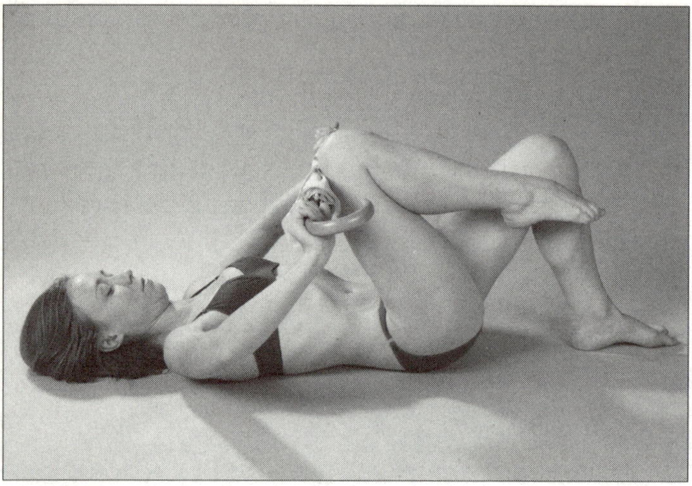

*Repoussé retenu*

Couché sur le dos, un pied au sol, l'autre cuisse ramenée *le plus près possible du ventre* avec vos mains, doigts croisés, ou avec le parapluie, repoussez le genou et retenez la cuisse *exactement où elle était*.

Rien ne doit bouger, le ventre ne sort pas.

Cette posture est proche de certaines proposées en gymnastique classique, mais souvent avec les deux cuisses remontées.

Essayez et vous verrez la différence ! Tout est pris dans les reins.

*À quatre pattes*

À quatre pattes l'exercice est énergétique mais plus difficile car il s'agit de tenir son dos alors qu'il n'y a aucun point fixe.

Départ à quatre pattes, dos creux, selon les principes d'étirement définis dans les chapitres précédents, le poids du corps en arrière.

Ramenez une cuisse vers le ventre, sans laisser le haut du dos s'arrondir. Retenez fortement les omoplates emboîtées et la nuque dans le prolongement du dos.

Vous aurez vite chaud ! C'est le même principe que de mettre ses chaussures correctement.

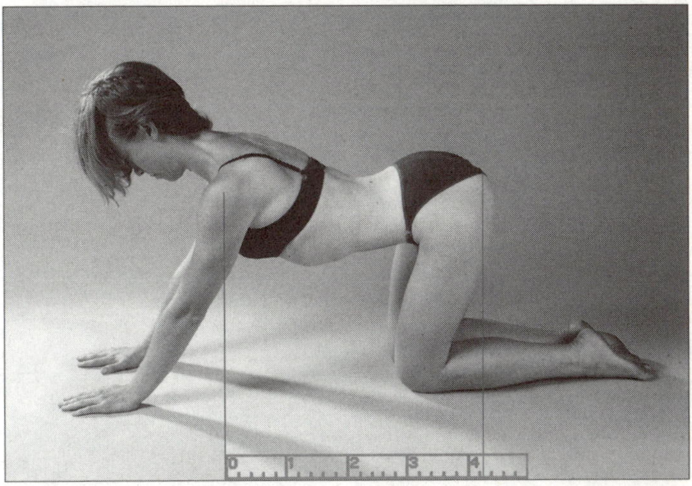
0
1
2
3
4

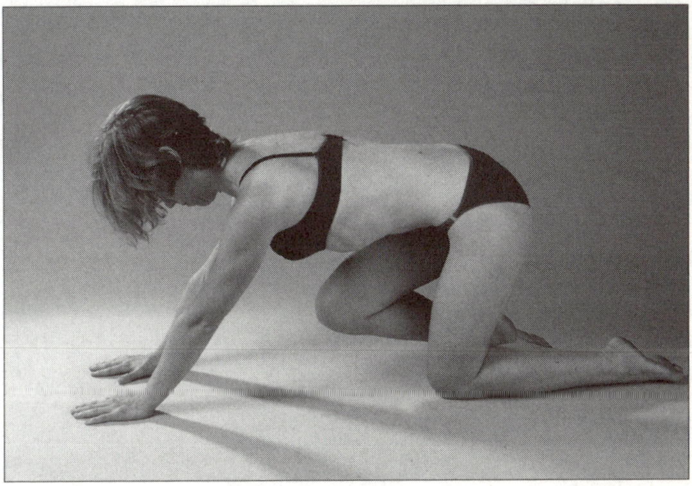

CHAPITRE 5

# DES EXERCICES POUR ALLER PLUS LOIN

Vous allez trouver ici diverses sortes d'exercices, avec des séries plus avancées et des séries athlétiques.

## Les séries avancées

### *Les obliques et le transverse*

*Inflexion debout : le croissant de lune*

Maintenez la bascule du bassin. Étirez les deux côtés, le convexe vers le ciel et le concave côté terre, en vous déportant vers l'extérieur, comme une roue qui roulerait.

Regardez sous l'aisselle, nuque étirée.

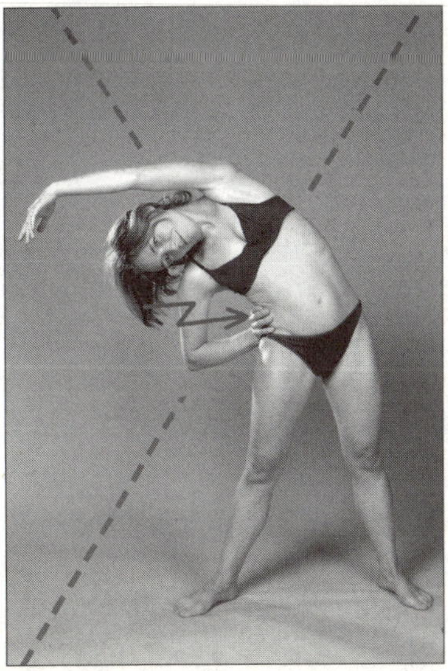

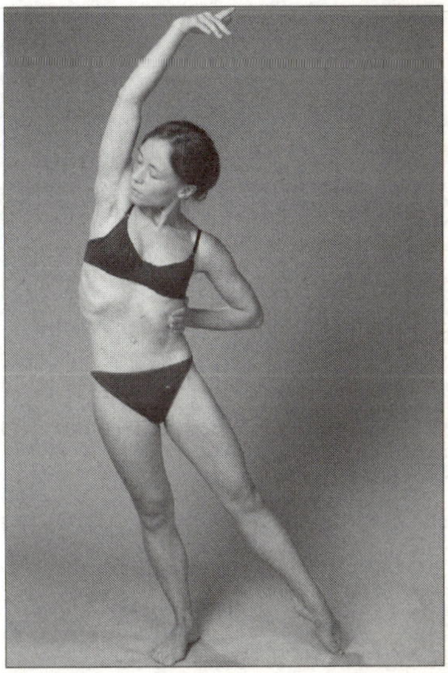

*Guetteur latéral*

Départ sur le côté, les jambes l'une sur l'autre, la main sous l'aisselle, une très légère flexion de genou.

Pour vous redresser, poussez les hanches vers le ciel, en faisant travailler les muscles de la taille.

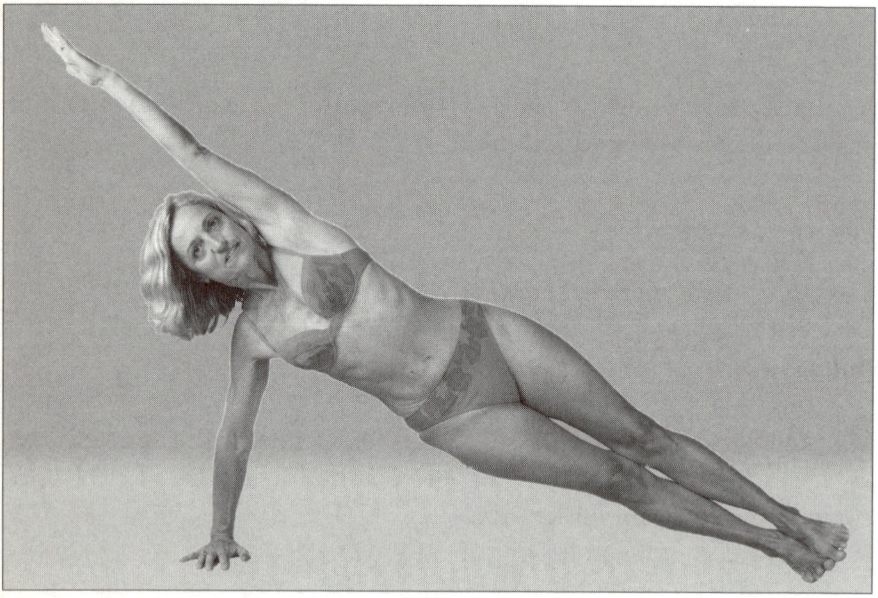

*Torsion couché*

Départ sur le dos, genoux fléchis, pieds à plat, bras en croix.

Posez un pied sur le genou opposé. Vous serez protégé de la cambrure. Soulevez le bassin et translatez les hanches (voir chapitre précédent) du côté du pied d'appui. Vous êtes donc décalé d'un demi-bassin. Laissez tourner les deux genoux vers le sol, sans soulever les épaules. La tête se place, nuque étirée de façon à regarder dans la direction du dos.

Ne cherchez pas à descendre à tout prix le genou supérieur au sol, mais en expirant, essayez de vous « vriller » de plus en plus. Vous sentirez vos obliques travailler très fort. Revenez en soulevant le bassin pour le remettre dans l'axe.

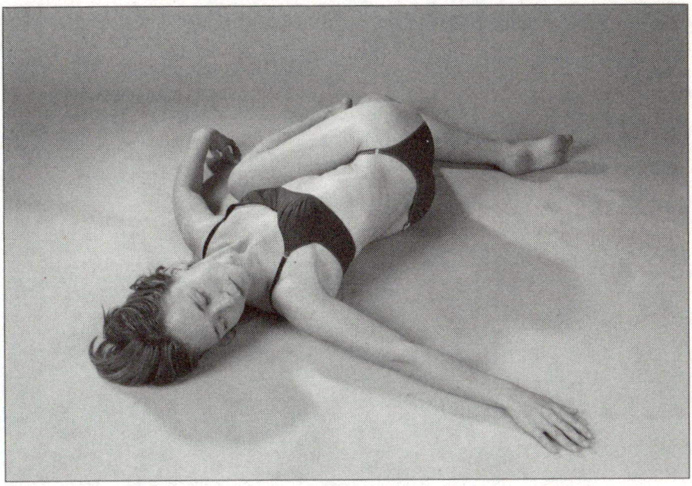

*Torsion jambes allongées*

Le problème ici sera de maintenir les cuisses au plus près du ventre pour ne pas cambrer. C'est là que les grands droits ont tendance à ne pas jouer leur rôle quand il le faudrait !

Départ sur le dos, bras en croix, genoux fléchis bien remontés vers la poitrine, les deux cuisses et les deux jambes l'une sur l'autre, posées au sol sur le côté. Décalez les épaules dans la direction des genoux

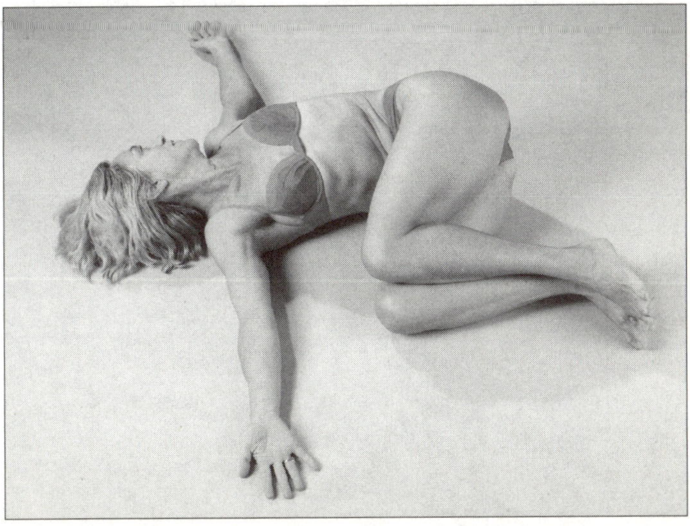

pour mettre votre colonne en ligne. La tête tournée vers le dos, nuque étirée.

Respirez un moment pour placer et détendre la torsion, puis tendez les jambes.

Attention, il faut bien tenir le périnée, le transverse et les grands droits si vous ne voulez pas cambrer !

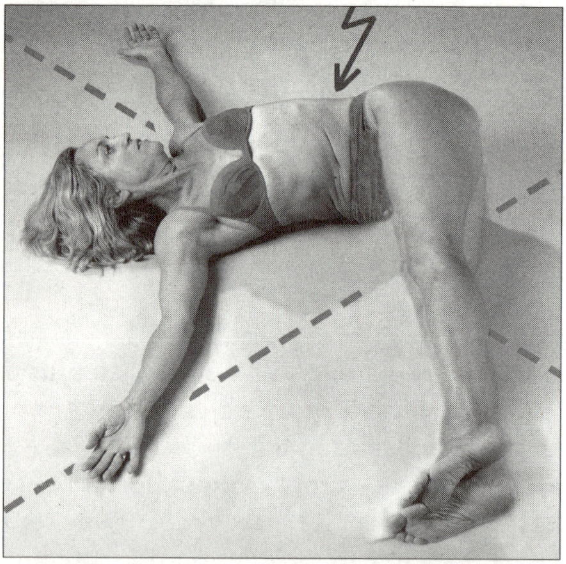

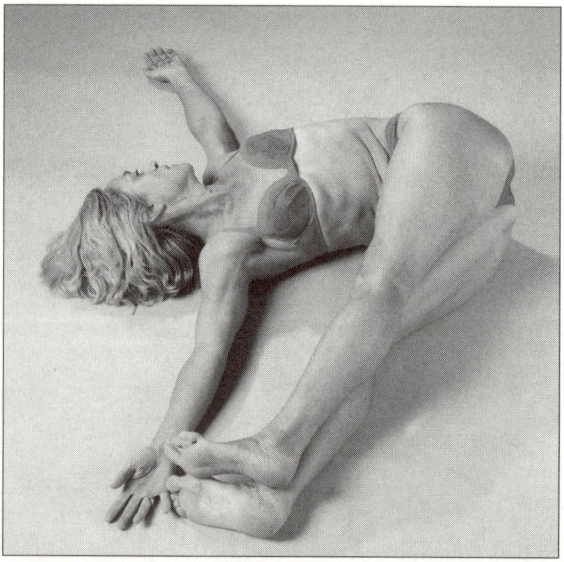

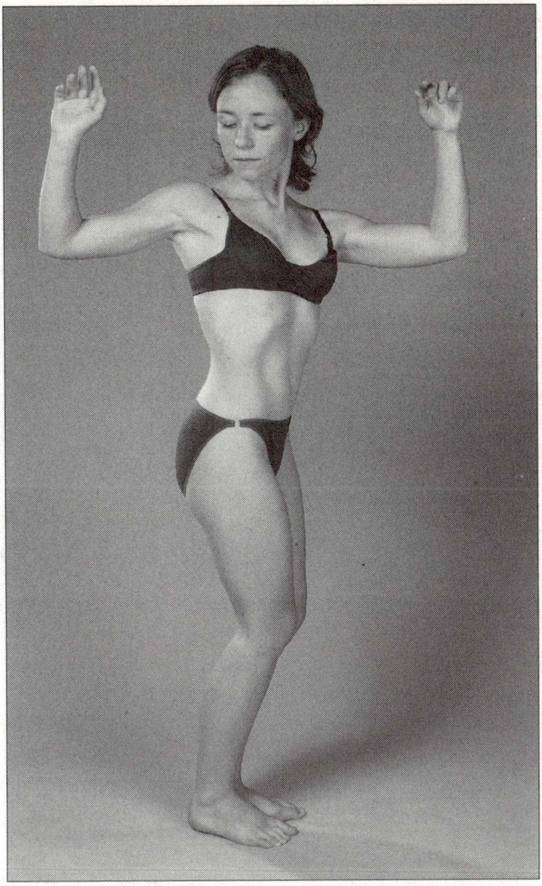

*Torsion debout : l'Égyptienne*

Debout, bassin bien basculé et tenu, les bras en chandelier, épaules basses, avant-bras à 90° des bras, gardez épaules, tête, poitrine de face et faites tourner les pieds de façon simultanée, pour que le bassin vienne presque à 90° des épaules.

Faites l'effort de tourner les épaules dans un sens et le bassin dans l'autre.

*Salutation ciel terre*

Départ assis sur les talons. Redressez-vous par rotation externe des fémurs, les mains formant un bouton de lotus devant le visage.

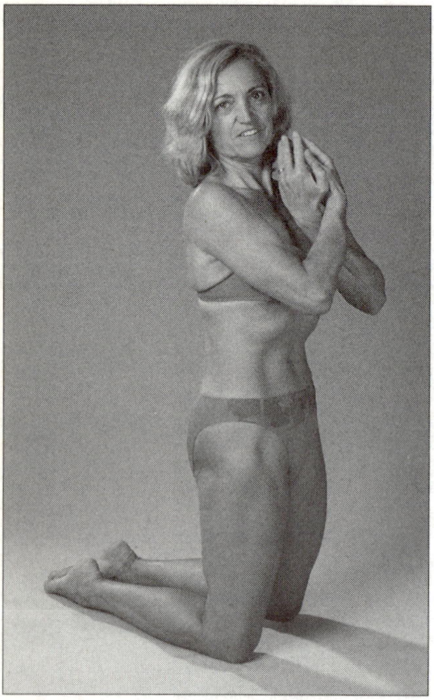

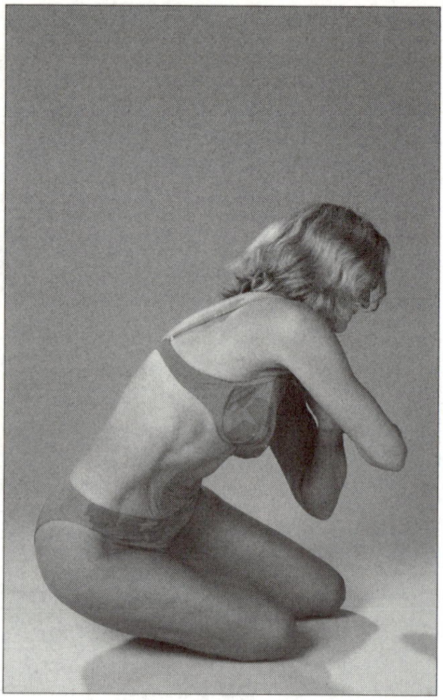

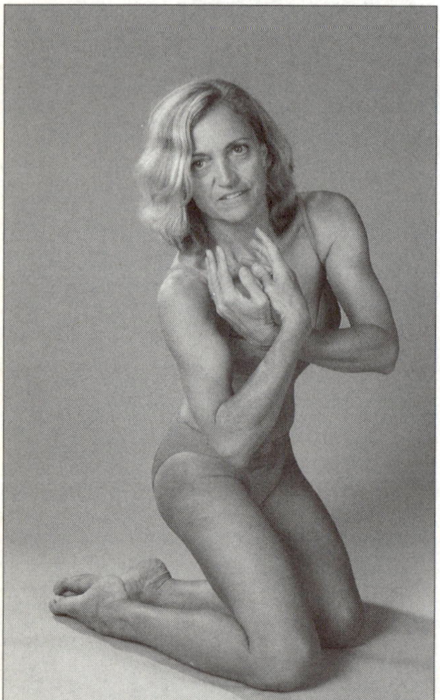

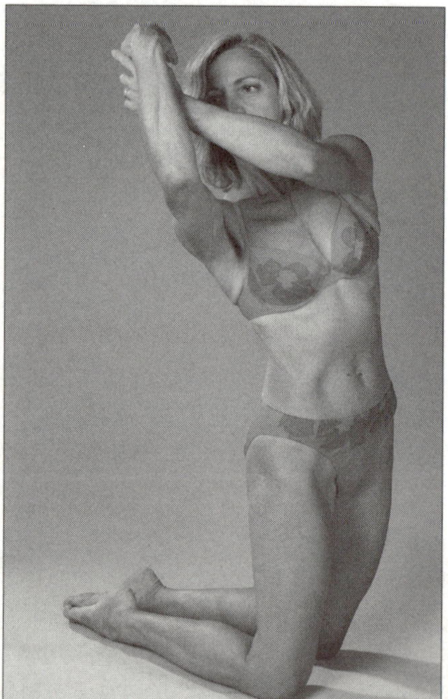

Descendez très lentement sur le côté en freinant la descente au maximum par l'étirement. Les fesses descendent sur le côté et les épaules restent en contrepoids au plus loin de l'autre côté.

Posez-vous très délicatement et redémarrez directement par une translation des hanches dans l'autre sens, qui amène à remonter en arc de cercle de l'autre côté.

### *Croix de Saint-André*

Allongé sur le dos, bassin bien replacé, bras et jambes allongés écartés de manière à former un X.

Levez un bras à la verticale, l'autre restant bien plaqué au sol, soulevez la jambe opposée, de manière à imaginer la rencontre des prolongements de la jambe et du bras vers le plafond à l'aplomb du nombril (on ne cherche pas à toucher les orteils mais à viser un point de rencontre plus haut).

Soulevez l'épaule et la fesse, en diagonale. L'autre diagonale reste très étirée et empêche le raccourcissement des droits. Le ventre ne sort pas. C'est un exercice très puissant.

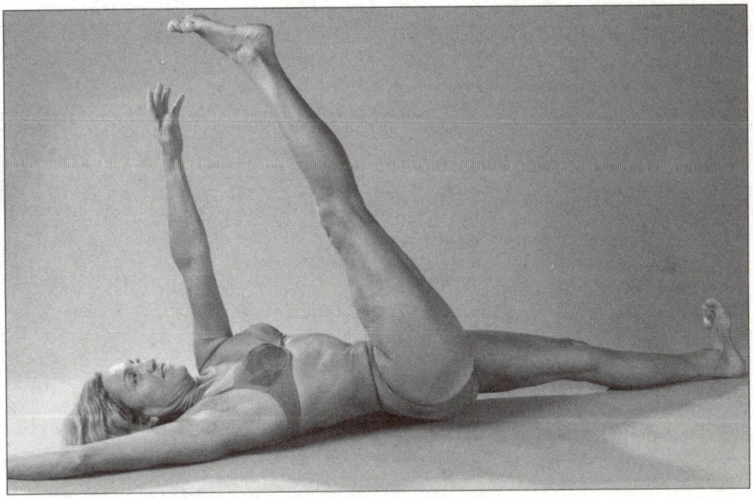

### *Les grands droits, le transverse (éventuellement les obliques associés)*

Nous abordons ici une notion importante : *le gainage.*

*« Barre de fer »*

À quatre pattes, dos droit, ni creux ni rond, nuque bien étirée, imaginez que vous repoussez quelque chose avec le sommet de la tête et, *en même temps,* avec les fesses.

Si vous restez dans l'idée de pousser dans les deux directions en même temps, vous êtes en autograndissement, votre dos devient impossible à plier ! Demandez à quelqu'un de s'asseoir au niveau de vos reins, vous tiendrez.

Mais, si vous cessez de pousser d'un côté, tout s'effondre, vous pliez, dos rond ou dos creux ! Votre ventre aussi est très dur, la respiration est un peu superficielle mais abdominale, vous avez très chaud.

C'est l'apprentissage des pompes : raidir la colonne, la gainer dans un fourreau qui l'empêche de plier. Le *fourreau* est l'ensemble des muscles du dos et de l'abdomen, surtout des plans profonds.

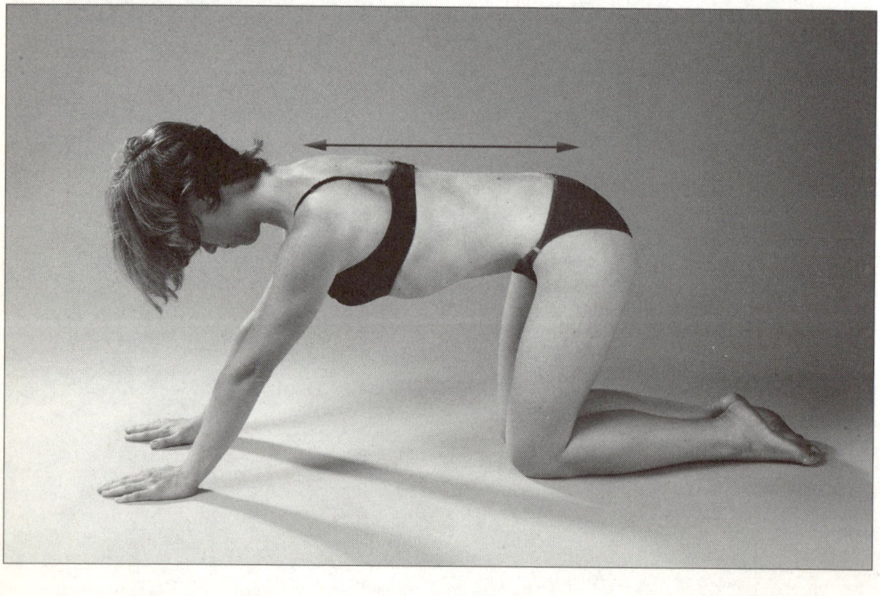

## *Guetteur et pompes*

Partez de la posture précédente, retournez les orteils et dépliez vos hanches et vos genoux simultanément, sans monter les fesses, en venant en avant sur les bras. Tirez les talons vers le sol, poussez le sommet de la tête, cherchez la ligne droite parfaite entre le sommet de la tête et les talons.

Vous devez être rigide.

Restez dans cette unité et pliez les coudes, *collés au corps*. Descendez en gardant la rigidité, tout se pose en même temps. À moins que vous ne décidiez de remonter, en dépliant seulement les coudes, toujours collés au corps !

*Cette manière de faire les pompes est beaucoup plus puissante pour renforcer le dos et les abdominaux que si vous écartez les coudes.*

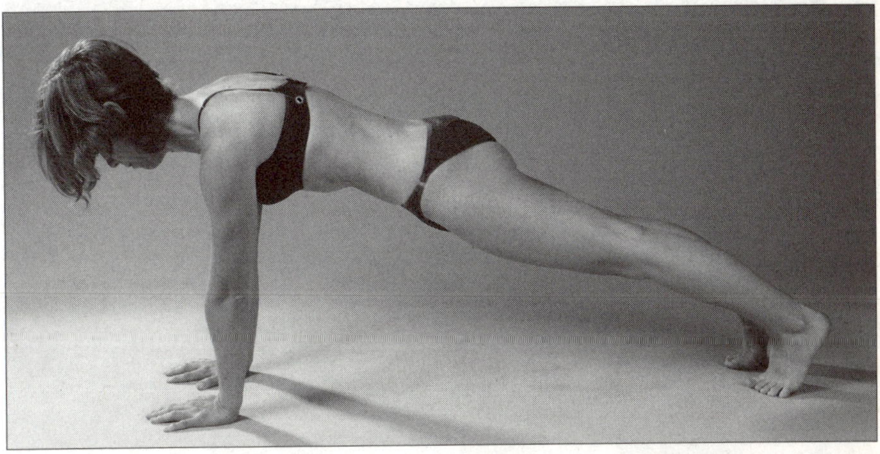

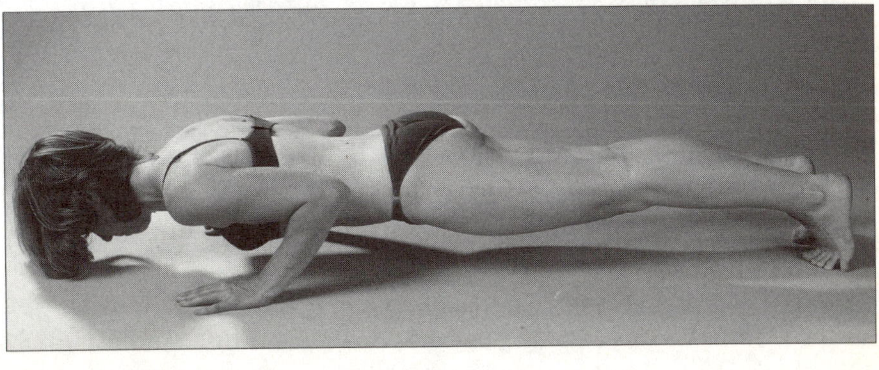

## *Posture d'unité (à deux)*

Partez à genoux, face à face.

Celui qui soutient pose un pied au sol et va pouvoir suivre le mouvement en fléchissant le buste en avant, dos droit. Il ne retient pas mais donne la sécurité.

Celui qui travaille se met en posture de rigidité, des genoux au sommet de la tête, nuque étirée, puis descend vers l'arrière sans plier, d'un bloc. Arrivé à sa limite, unité toujours assurée, il remonte sans être tiré par le partenaire, toujours d'un bloc.

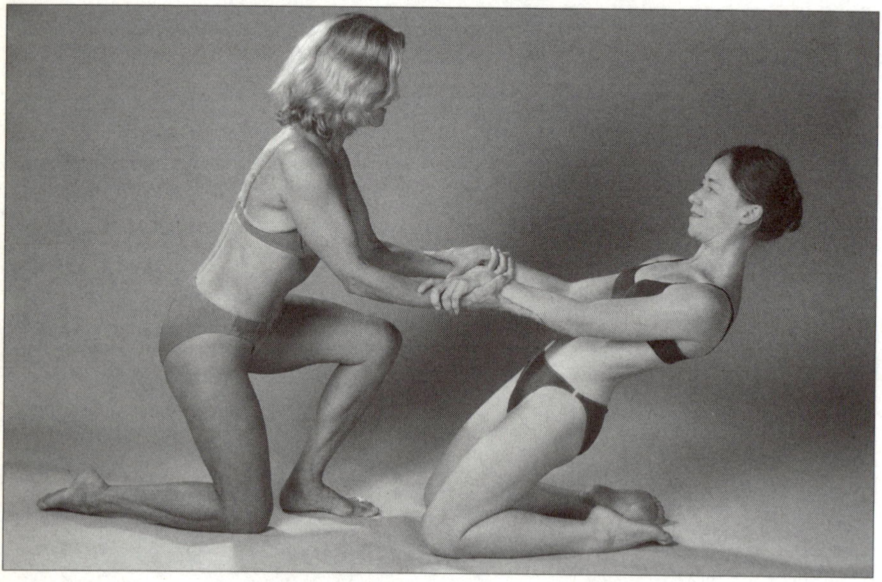

*Il y a aussi un puissant travail des muscles antérieurs de la cuisse.*

## *Coureur à pied*

Cette posture d'étirement sans raccourcissement des droits vous fera percevoir que le raccourcissement des droits entretient la rétraction des muscles postérieurs du corps et qu'il faut étirer les droits pour étirer le dos et garder un équilibre tonique.

Départ à genoux, posez un pied au sol, le genou à la hauteur du milieu du pied. Vous avez la position de départ d'une course à pied,

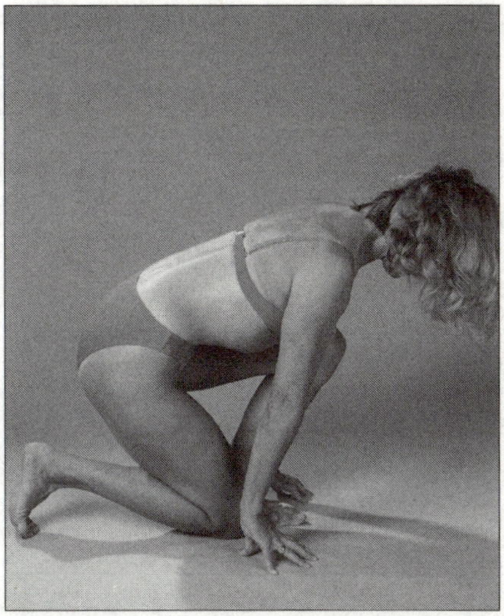

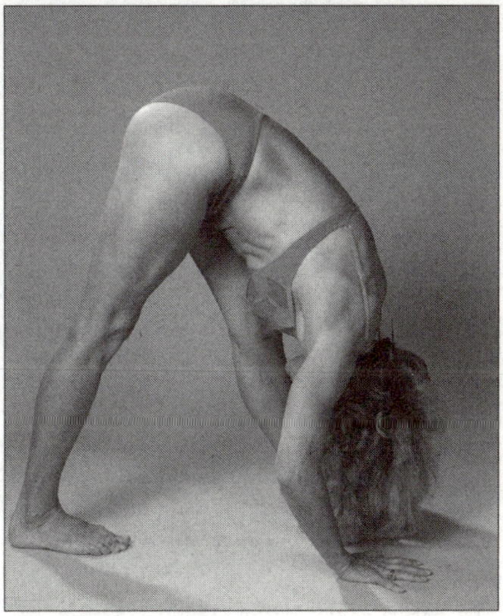

orteils arrières retournés, mains de chaque côté du genou, ventre collé sur la cuisse, la poitrine le plus loin possible du pubis.

Dépliez-vous, en tendant la jambe arrière (facile), puis la jambe avant, en vous tirant en arrière, sans décoller le ventre de la cuisse, sans laisser la poitrine se rapprocher du pubis.

Il se peut que la jambe arrière ne soit pas complètement tendue mais n'arrondissez pas le dos, ne lâchez pas l'étirement. Respirez pour sentir le massage de la respiration dans le ventre et les reins.

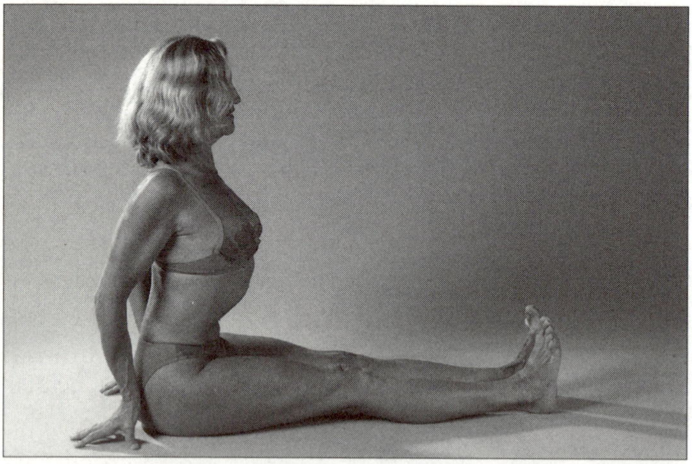

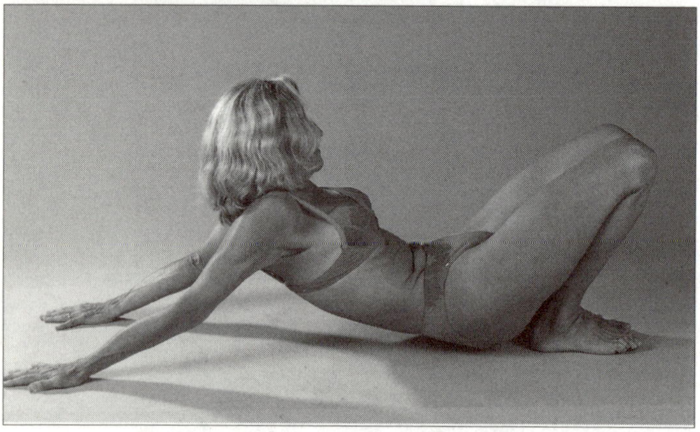

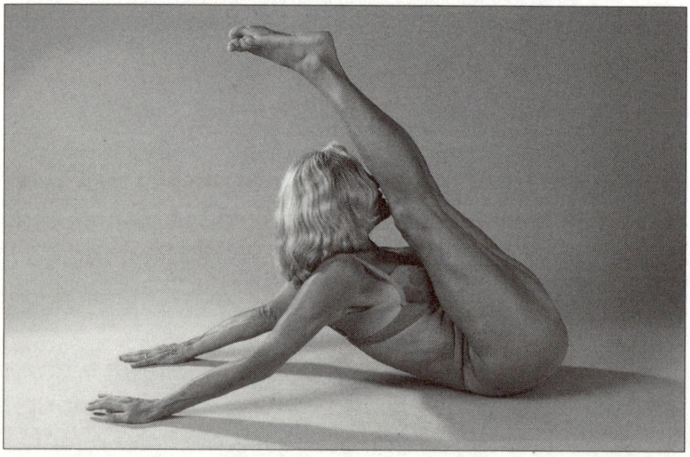

*Posture « souple-dur »*

Cette posture est un mélange d'étirement et de maintien, mais attention si vous avez les épaules fragiles.

Départ assis, jambes tendues, très redressé, épaules basses, coudes fléchis, haut du dos creux. Les mains sont posées près des fesses. Venez vous asseoir le plus près possible des pieds, bassin très rétroversé. Ramenez les cuisses le plus près possible du ventre, tendez les jambes sans laisser les cuisses s'éloigner de leur position. Reposez les pieds le plus près possible des fesses, soulevez tout le corps qui repose sur quatre points d'appui, les pieds et les mains. Poussez le bassin le plus

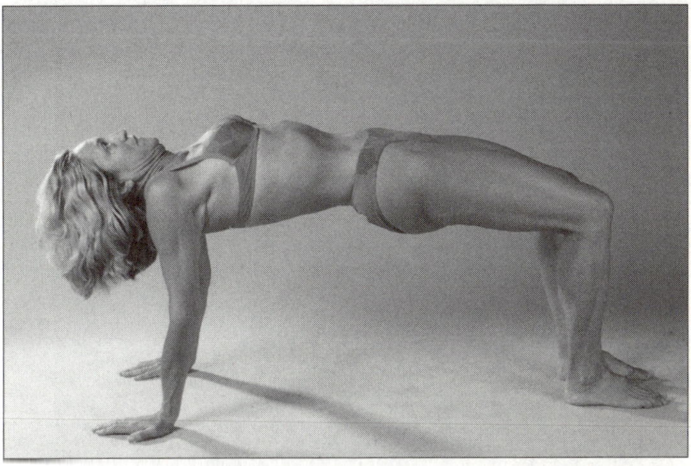

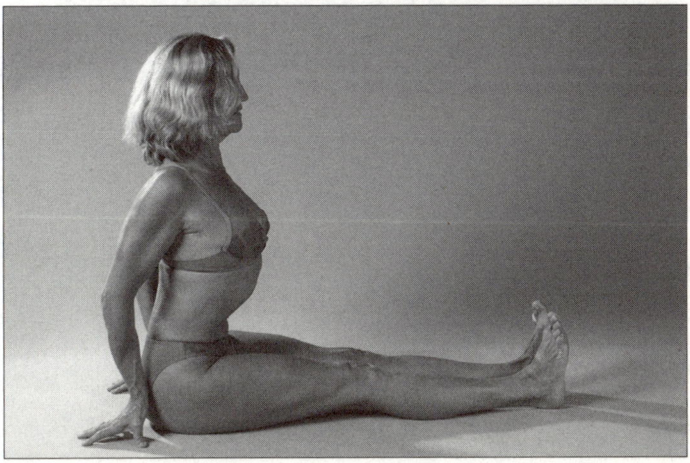

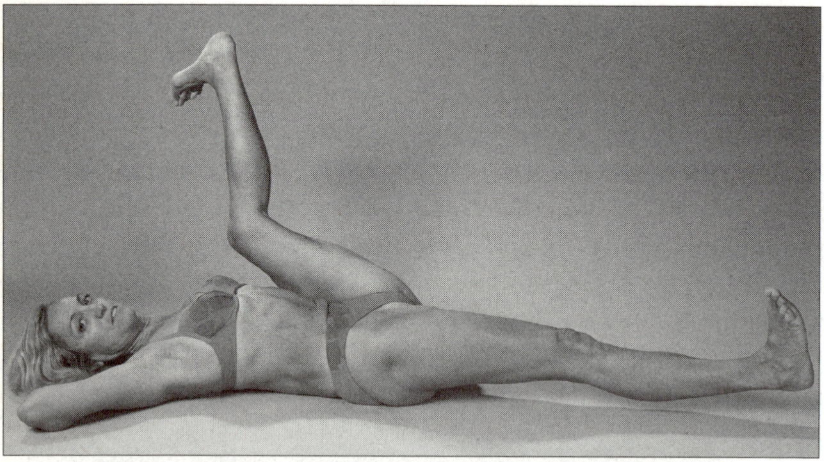

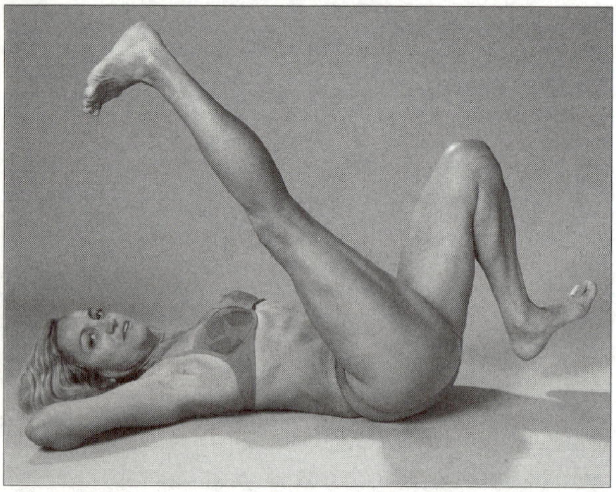

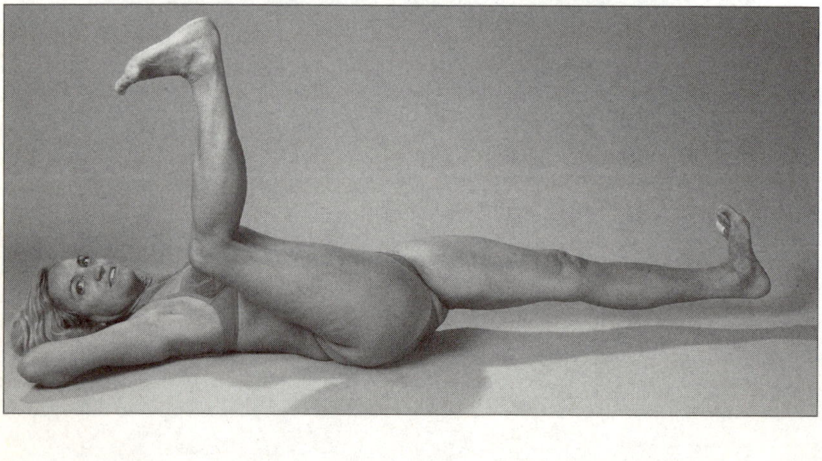

haut possible, sans cambrer, en étirant l'aine, en poussant les fesses vers le plafond (fessiers).

Gardez la nuque tenue et ne laissez pas tomber la tête en arrière.

Revenez vous asseoir exactement dans la position de départ, en tirant bien les fesses en arrière pour les reposer près des mains.

*« Pédalage » yogique*

Il s'agit d'une version du pédalage qui ne ressemble pas du tout aux habituels exercices de ce type. Il demande une coordination importante, une grande maîtrise du transverse, une bonne flexion et une bonne extension de l'aine.

Départ allongé sur le dos (bras en arrière), ramenez une jambe à la verticale, bien tendue si possible, allongez bien l'autre jambe au ras du sol, pied flex. Pliez le genou de la jambe levée et ramenez la cuisse contre le ventre, *en gardant le talon juste au-dessus du genou, ligne talon genou bien perpendiculaire au sol (la difficulté est là)*. Sans sortir le ventre, en poussant l'autre talon très loin.

Puis coordonnez l'enchaînement : pendant que le talon redescend vers la fesse, la jambe tendue au sol monte à la verticale et la cuisse se rapproche du ventre. Quand le genou se plie pour ramener talon-genou perpendiculaire au sol, l'autre jambe s'allonge au ras du sol, en étirement maximum, pied flex. Il y a donc en permanence une jambe qui monte et une qui descend, une qui se tend pendant que l'autre plie hanche et genou...

En respirant et sans sortir le ventre, bras derrière la tête pour allonger les droits !

## Les séries athlétiques

### *Les obliques et le transverse*

*Meule*

Cette posture demande un étirement des ischiojambiers (muscles arrières de la cuisse) et des adducteurs.

Départ assis jambes tendues écartées. Imaginez que vous tenez le

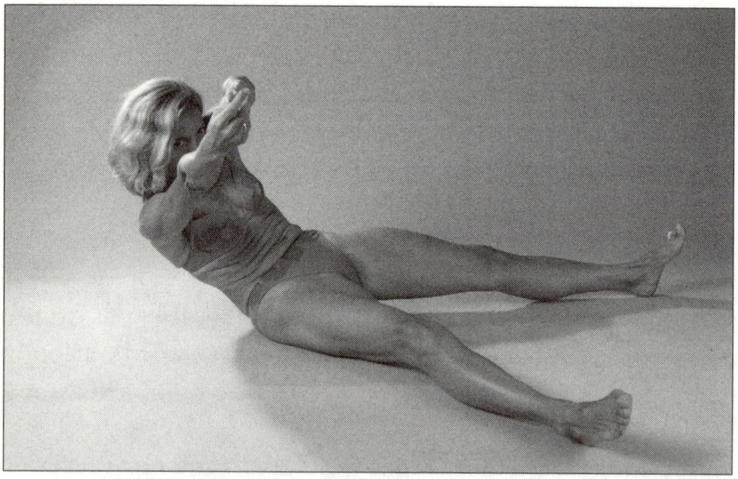

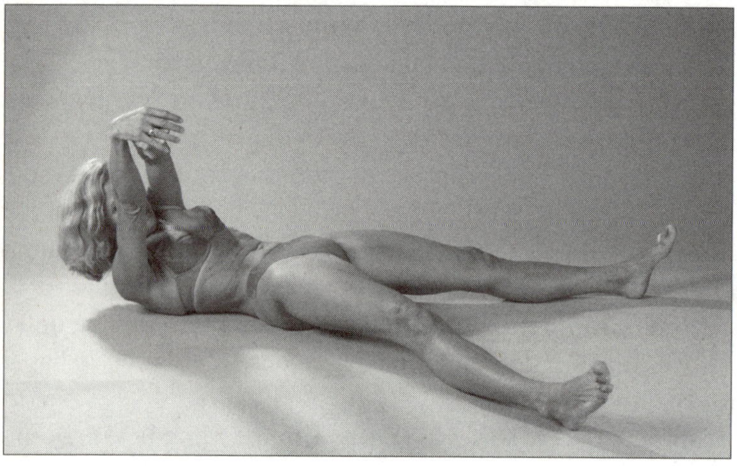

manche d'un moulin. Votre corps va aller faire des mouvements circulaires de plus en plus amples.

Partez vers un côté, dos étiré, puis vers l'arrière sans vous plier en deux au niveau des lombes. Rentrez fort le transverse et rétroversez le bassin en gardant les épaules et la poitrine très loin des hanches, puis remontez vers un côté en respirant et en vous étirant toujours et en jouant sur les obliques. Agrandissez le cercle jusqu'à vous poser sur le dos jusqu'aux épaules et en avant complètement allongé.

Changez de sens. Vous ne devez jamais laisser les droits dominer, le ventre reste rentré dans la partie basse.

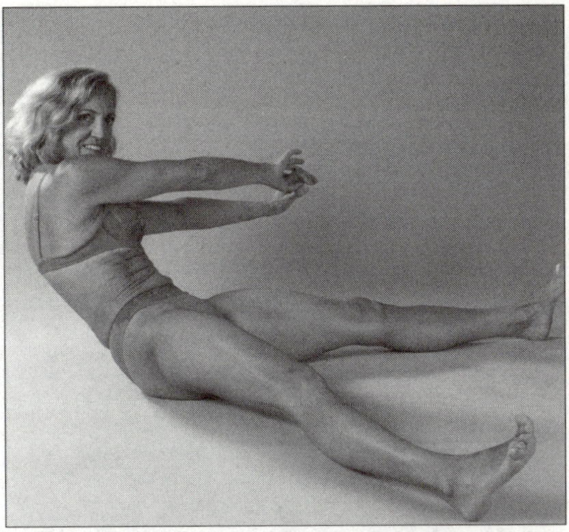

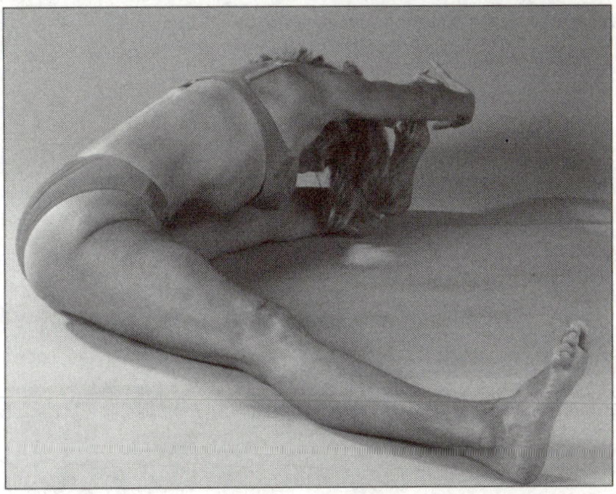

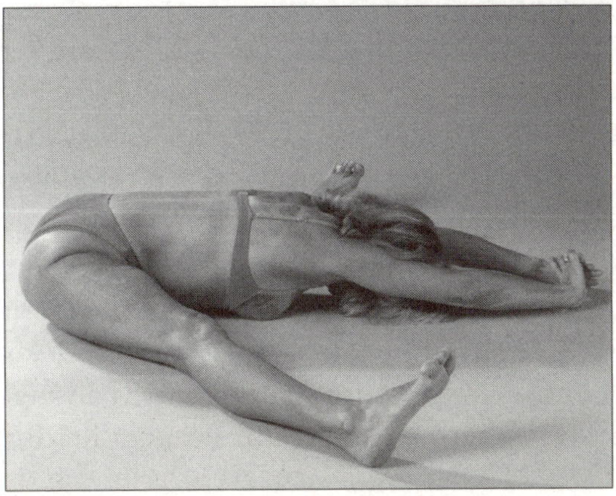

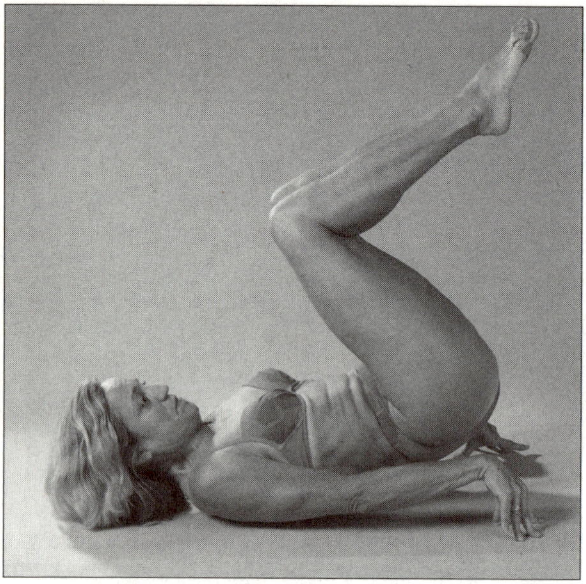

*Chandelle*

On fait souvent la chandelle en se jetant en arrière sur un élan, ce qui est très dangereux pour la nuque et sans intérêt. La présentation qui suit est très exigeante et très puissante.

Couché, tête décollée du sol, nuque étirée, les cuisses ramenées sur le ventre, les jambes à 90° des cuisses, poussez sur les mains et soulevez les fesses, *sans tirer les genoux vers le visage mais en poussant les genoux vers le plafond (toute la difficulté est là)*.

Ne pas raccourcir les droits mais agir avec le transverse et les petits obliques, ventre rentré.

Continuez à monter les fesses et à vous déplier vers le haut, sans ramener les jambes derrière la tête en levier. La tête n'est toujours pas posée.

Terminez en posant la tête, nuque très étirée, corps à la verticale, dos érigé au maximum, sans tirer sur les pointes de pieds !

Vous ne devez avoir aucun poids sur les cervicales qui ne touchent pas le sol. Vous êtes sur la pointe des épaules, le dos travaille fort à maintenir la flamme vers le haut, il ne doit pas s'arrondir. C'est une posture très tonique, qui muscle le dos dans l'étirement contre la pesanteur.

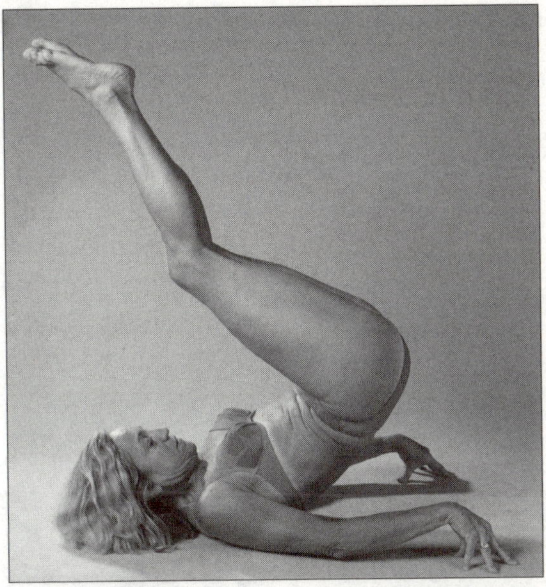

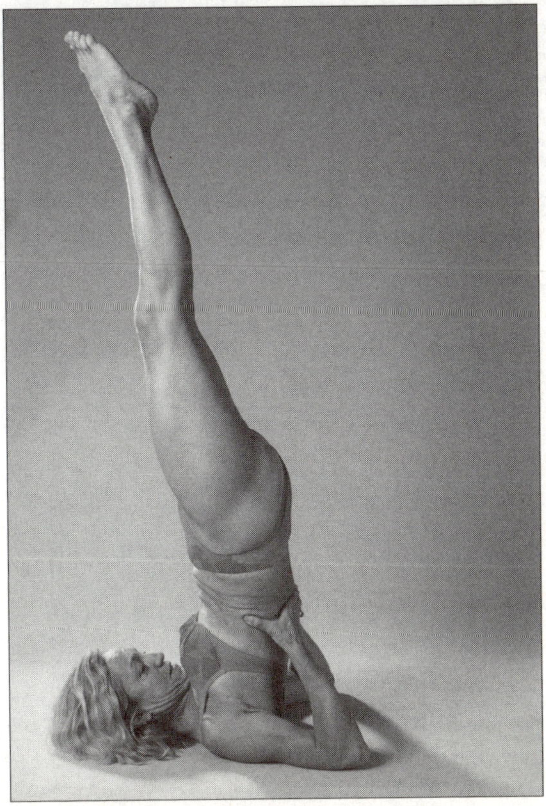

*Torsion du mouton*

Un agneau se couche selon une séquence très précise : il plie les pattes avant et se laisse tomber sur le côté.

Départ à quatre pattes. Posez les coudes à la place des poignets, les avant-bras au sol, coudes écartés, mains l'une sur l'autre. Posez le front sur les mains, tirez bien votre corps en arrière. Joignez les genoux et laissez descendre les fesses sur le côté en gardant bien les genoux remontés vers le visage. Les coudes ne décollent pas, les avant-bras ne tournent pas.

Arrivé au ras du sol, ne vous posez pas, remontez en expirant.

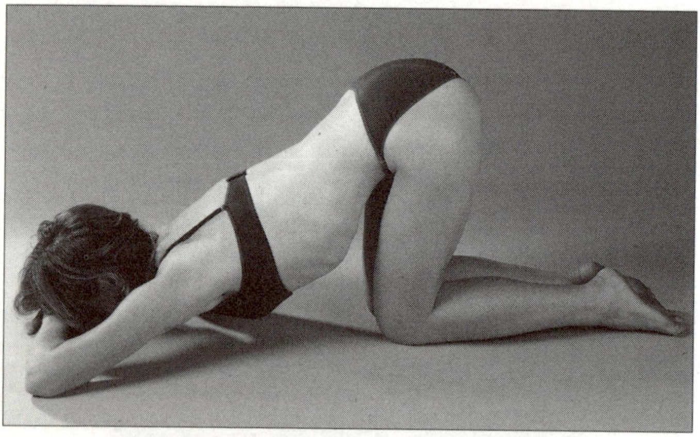

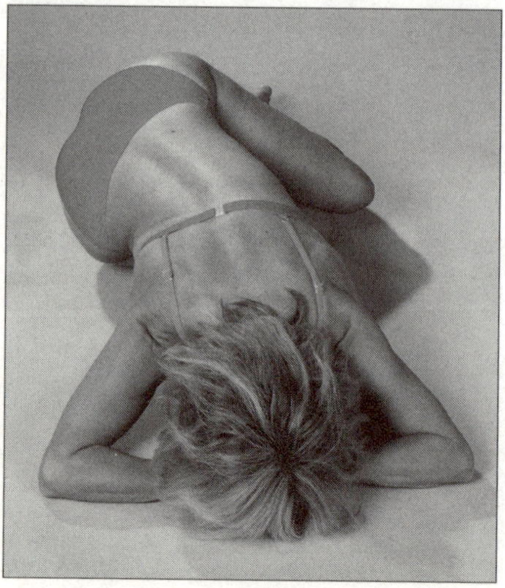

## *Les grands droits, le transverse (éventuellement les obliques associés)*

*Pince en élévation*

Le fait d'aller contre la pesanteur est plus difficile et demande un travail du dos particulier.

Départ assis, une jambe allongée, une cuisse ramenée contre le ventre. Attrapez les orteils de la jambe levée et tendez-la en gardant la cuisse collée au ventre sans arrondir le dos, sans vous effondrer.

Les bras travaillent beaucoup, la jambe doit être détendue.

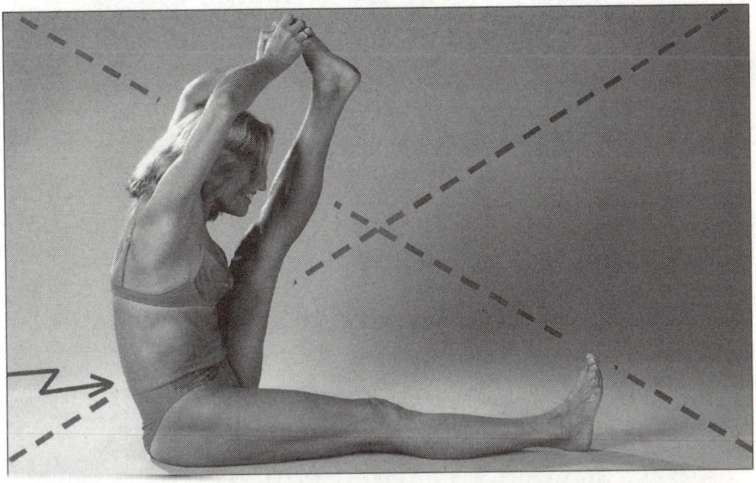

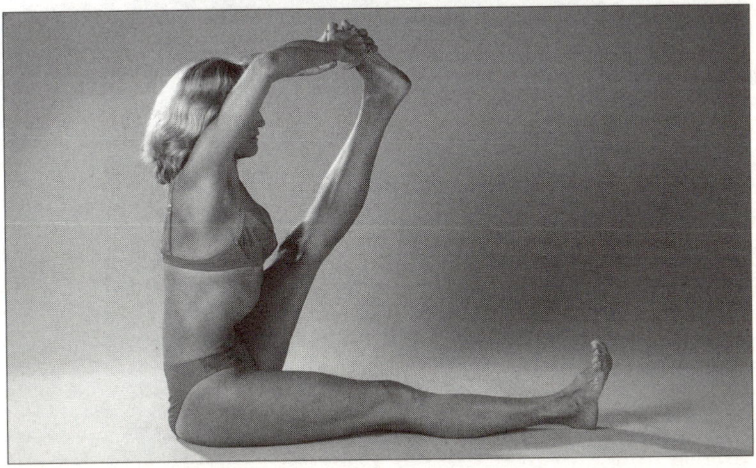

*Équilibre fessier*

Sur le même principe, le dos très droit, prenez vos deux pieds dans les mains et installez-vous en équilibre fessier.

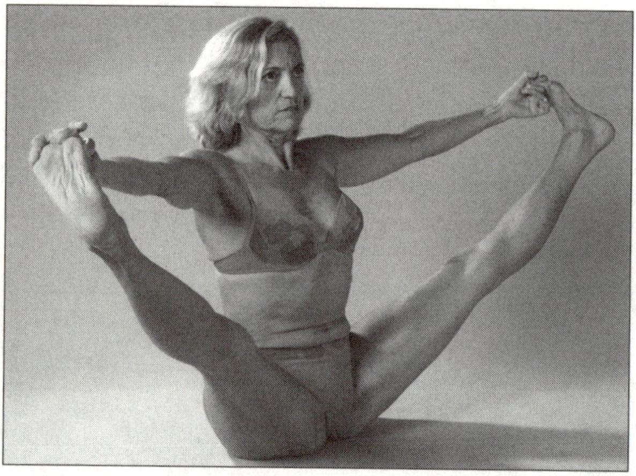

*Tir à l'arc*

Une fois l'équilibre établi, essayez de ramener un pied vers le nez, coude très haut, et visez !

Changez de côté en restant en équilibre.

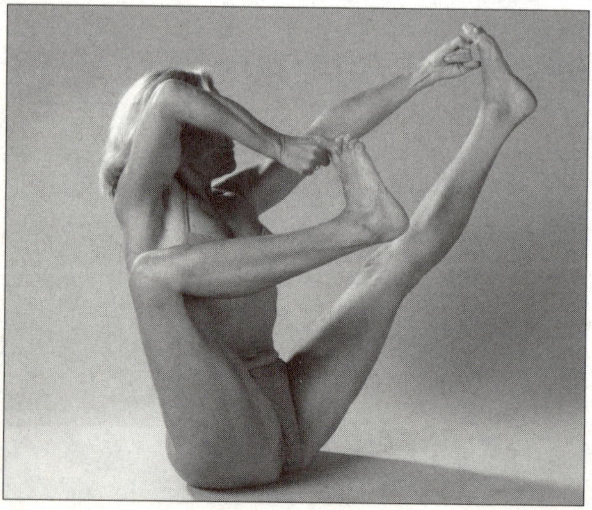

### *Petits pantins*

Ce sont de petits équilibres amusants qui demandent un tonus abdominal et de la souplesse.

Assis, bien redressé, glissez un genou au-dessus de l'épaule sans vous tasser, les mains au sol de chaque côté des fesses.

Basculez le corps en avant et soulevez-vous. Puis ramenez la jambe tendue vers vous, de façon à croiser les chevilles et basculez plus en avant.

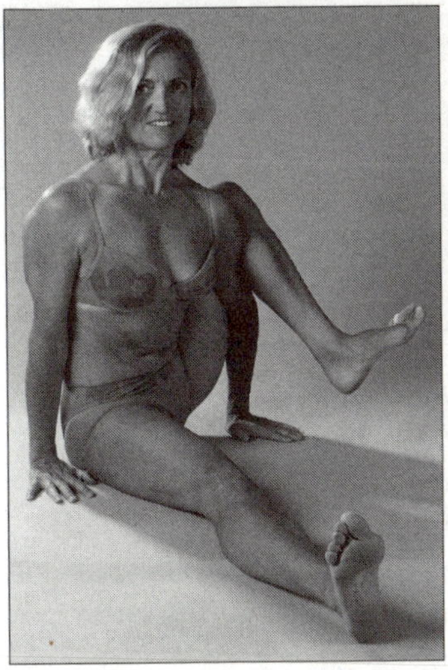

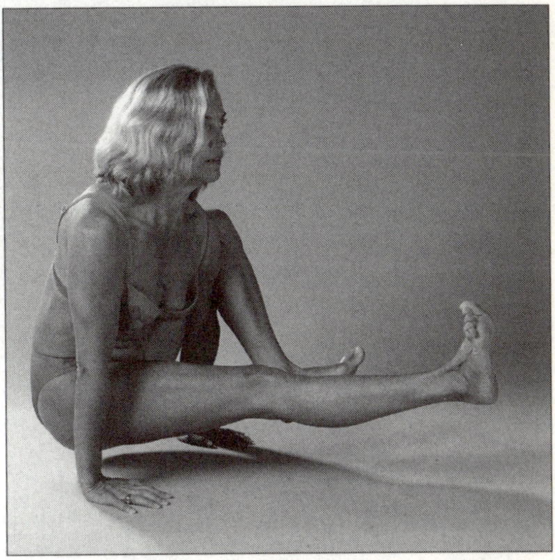

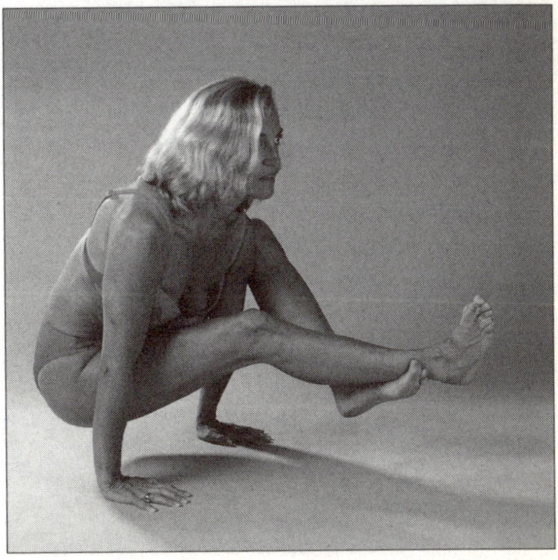

*Lévitation*

Assis, jambes allongées, placez les mains à mi-cuisse et poussez dans le sol, bras tendus, sans vous tasser.

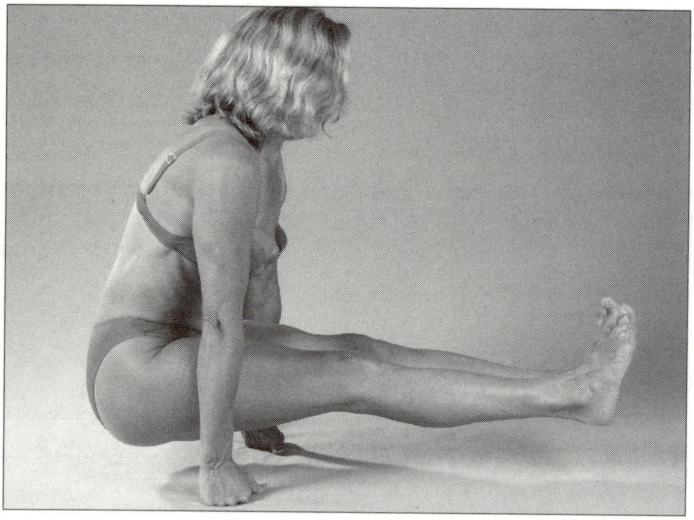

*Lévitation sur le dos*

Partez couché sur le dos, coudes fléchis posés très près du corps.

Levez la tête puis soulevez l'ensemble du corps, rigide des épaules aux genoux.

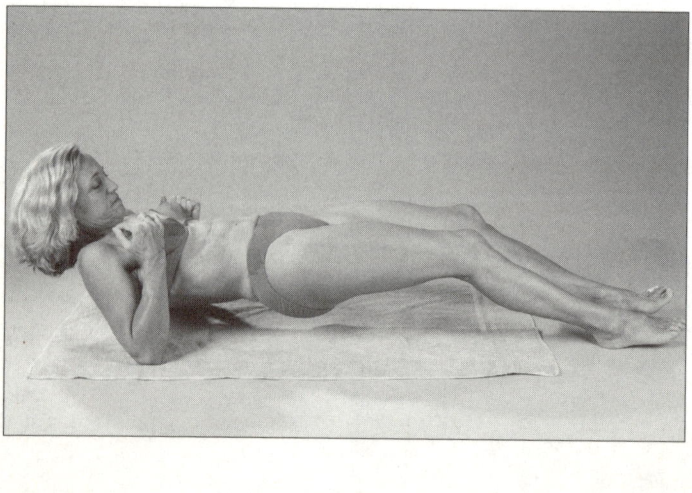

## X

Assis, jambes allongées, les mains posées au sol au niveau des genoux, soulevez les jambes sans jamais basculer en arrière.

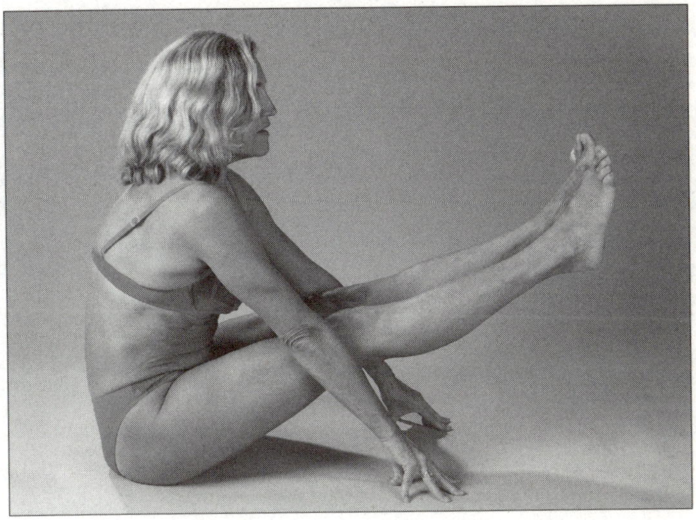

### *Grand oiseau*

Une jambe allongée derrière, genou au sol, les bras écartés, coudes fléchis, mains au sol « en araignée », allongez une jambe vers l'avant sur le bras puis soulevez la jambe arrière et cherchez votre envol.

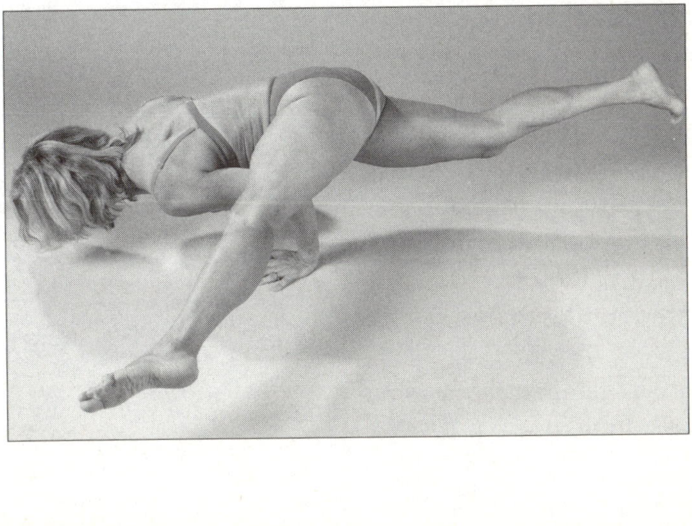

### *Grand écart couché*

Mélange d'étirement et de tonus. Vous constaterez que ce sont toujours les mêmes raccourcissements qui empêchent la réalisation.

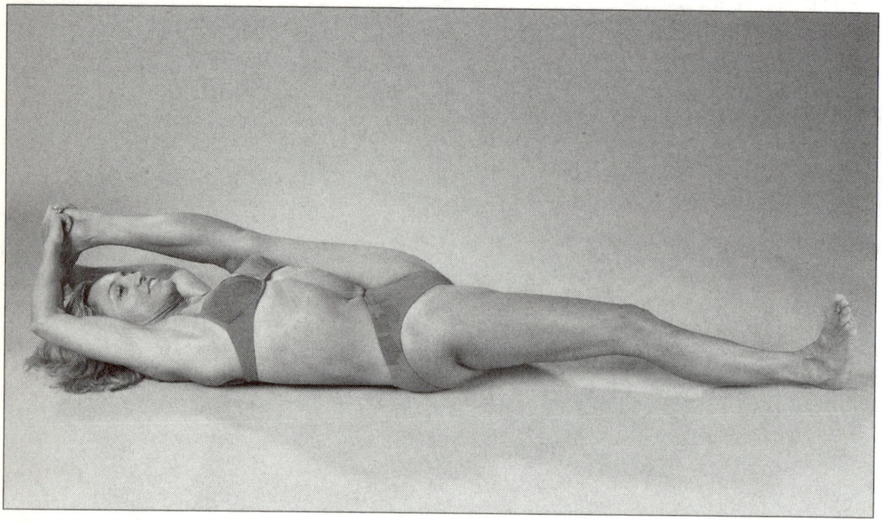

### *Posture sur la tête*

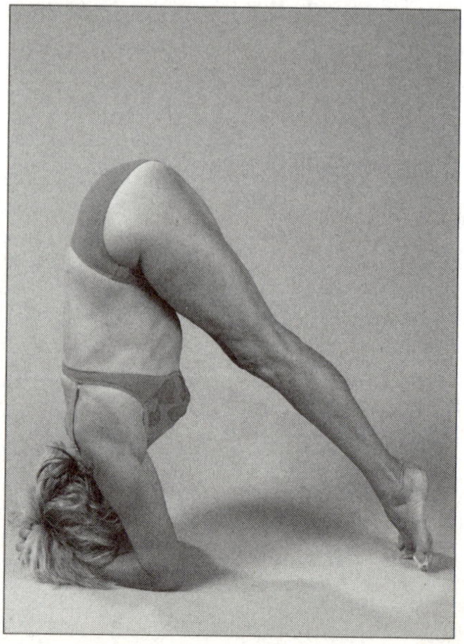

Elle demande aussi une maîtrise abdominale pour rapprocher les cuisses du ventre jusqu'à obtenir le soulèvement des pieds, sans arrondir le dos qui doit rester très tonique. Il n'y a aucun poids sur la tête, tout est sur les avant-bras qui repoussent le corps vers le haut.

Départ nuque très étirée, avant-bras posés au sol, coudes le moins écartés possible, mains l'une devant l'autre. La tête effleure le sol à l'intérieur des mains, sans se poser.

Tendre les jambes, rapprocher les cuisses du ventre par serrage

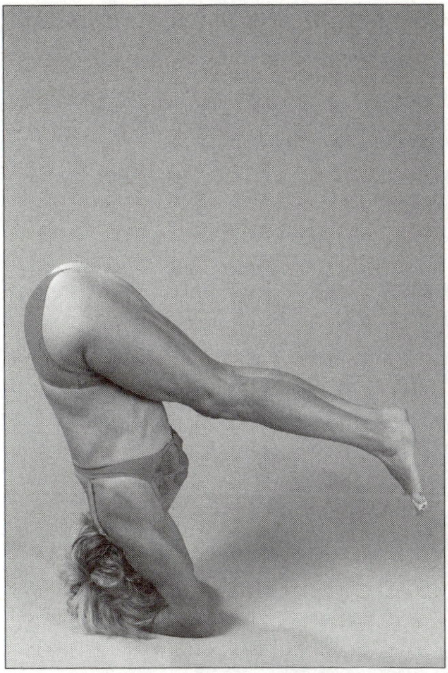

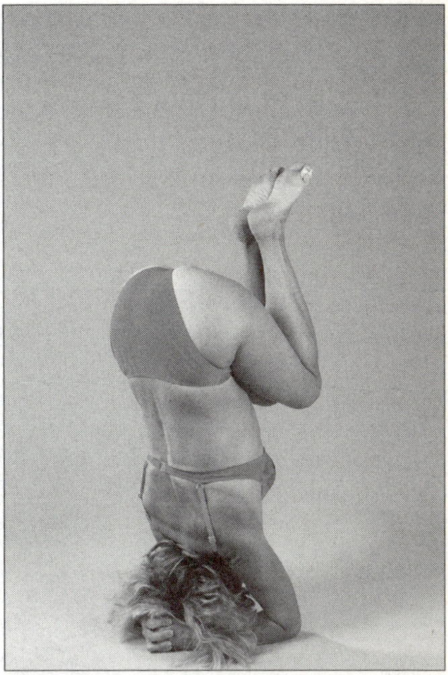

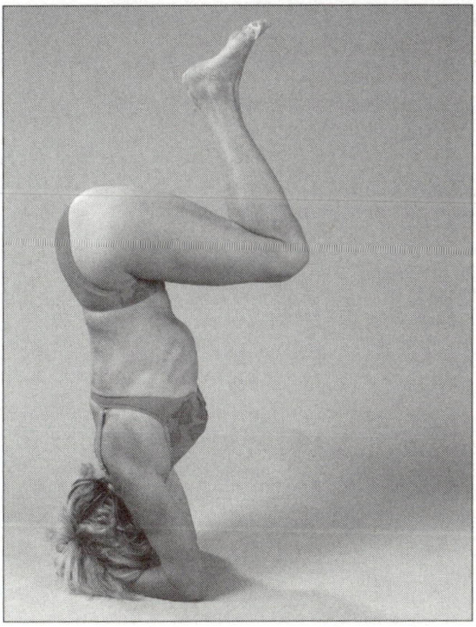

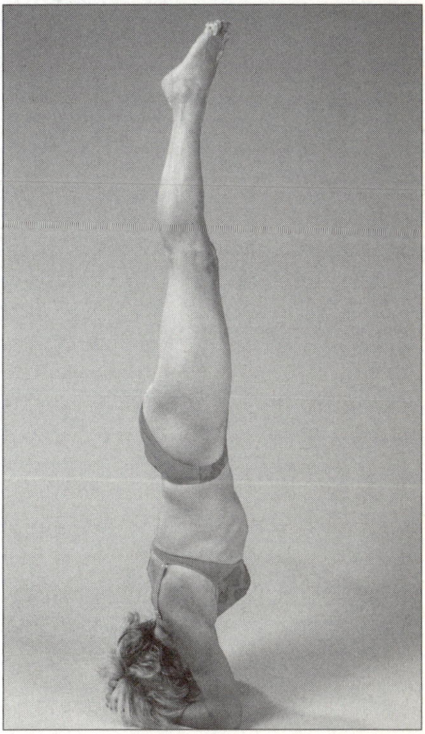

abdominal sans laisser le dos s'arrondir jusqu'à ce que les pieds décollent du sol. Fléchir les genoux et ramener les jambes verticales, puis les déplier vers le ciel sans changer le travail du dos, sans cesser de pousser sur les avant-bras.

Redescendre en passant par l'équerre pour affiner le travail dos-abdominaux.

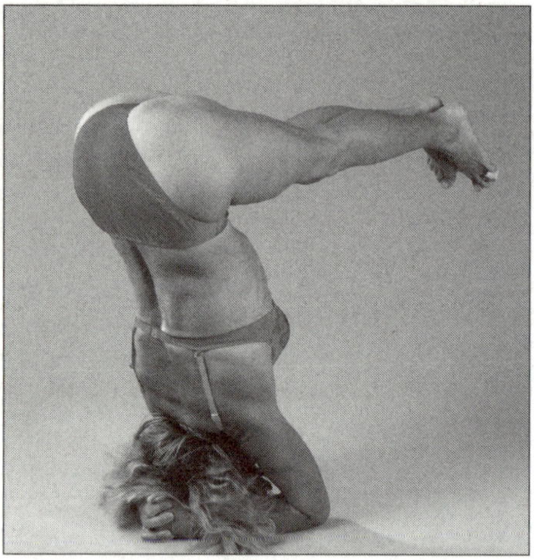

CHAPITRE 6

# ABDOMINAUX DIFFÉRENTS, SUBTILS, IMAGINAIRES

Dans le cadre des abdominaux plus subtils, nous allons traiter de la fausse inspiration thoracique, du travail imaginaire et du travail subtil et interne.

## La fausse inspiration thoracique

Nous allons d'abord nous intéresser à la fausse inspiration thoracique ou pression négative dans l'enceinte abdominale.

### *Les avantages*

Nous avons insisté sur le fait de ne pas créer d'hyperpression dans la « boîte à digérer », en particulier pour protéger le périnée.

Il est possible de créer une pression négative dans cette enceinte, ce qui va avoir plusieurs effets très puissants :

- renforcement des muscles profonds (transverse, obliques), de façon réflexe, par l'étirement des grands droits (un peu comme dans la suspension) ;
- repositionnement des organes : remontée de la vessie, de l'utérus, du colon transverse, de l'estomac ;
- massage des viscères et en particulier du foie et des intestins, stimulation du transit, de la diurèse, massage des reins ;
- vascularisation intense de l'abdomen et du petit bassin, stimulation utérine après l'accouchement ou lors des règles ;
- rééquilibrage des tensions dans le périnée (périnée profond et sphinctérien).

Cet exercice exige la réalisation d'un autograndissement, c'est-à-dire l'étirement de toute la colonne vertébrale jusqu'à la nuque.

## *La pratique*

Pour trouver le geste : allongé sur le dos, pieds à plat, dos bien étiré (voir bascule du bassin correcte, car si les grands droits se raccourcissent, l'exercice est impossible).

Expirez puis, sur le vide, fermez la bouche, pincez-vous le nez pour fermer les narines. Tout est fermé, l'air ne peut pas entrer, vous êtes « vide ». Faites le geste d'inspirer en gonflant la poitrine, en soulevant les côtes, comme « à la gym ». C'est une inspiration au niveau thoracique qui ne peut pas se faire puisque l'air ne rentre pas, d'où le nom de fausse inspiration.

Il va alors y avoir une dépression au niveau du ventre qui va devenir véritablement creux, comme avalé. C'est la remontée du diaphragme, par la remonté du sternum et des côtes, qui étire les grands droits et aspire tout le contenu abdominal, puisque, nous l'avons vu, tout est « suspendu au diaphragme ».

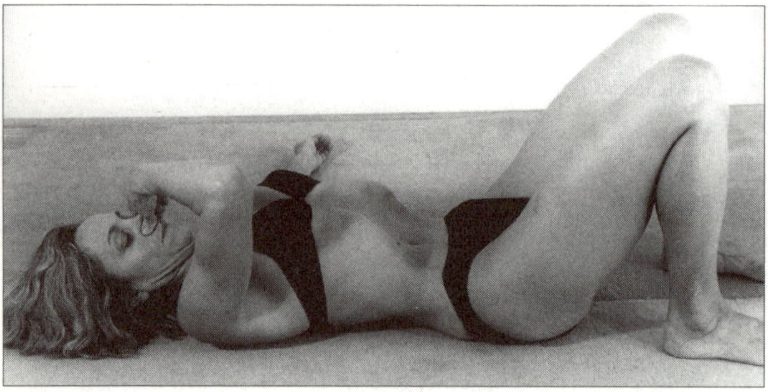

Les grands droits étant très étirés, les muscles profonds se contractent, de façon réflexe. C'est le galbe, c'est le geste spontané de mettre un pantalon trop serré à la taille.

Nous verrons plus loin que c'est ce qui permet de faire certains massages yogiques (nauli).

Marcel Caufriez a développé un exercice assez voisin dans son action mais réalisé par d'autres moyens, qu'il appelle « aspiration diaphragmatique » et qui réalise une dépression abdominale pou-

vant aller jusqu'à - 50 mm de mercure (ça remonte tout et ça draine !)
Voir l'ouvrage de Marcel Caufriez, *Gymnastique abdominale hypopressive*, Bruxelles, 1997.

### *Évolution*

Une fois le geste connu, vous allez pouvoir faire des postures sans boucher le nez, juste en bloquant la glotte pour ne pas laisser l'air entrer, ce qu'on fait automatiquement quand on met la tête sous l'eau.

Vous pourrez alors ajouter cette fausse inspiration à la fin de toutes les expirations, si vous le souhaitez et aller plus loin dans le travail des abdominaux profonds et dans la remise en place des viscères. C'est très intéressant dans le cas des descentes d'organe.

## ***Les exercices***

### *Petite série couché*

Étirez bien le dos, genoux fléchis, pieds à plat (éventuellement un pied sur le genou pour ne pas cambrer), placez les mains l'une sur l'autre sous l'occiput (la boule à la base du crâne). Les côtes sont déjà ouvertes ; la respiration abdominale.

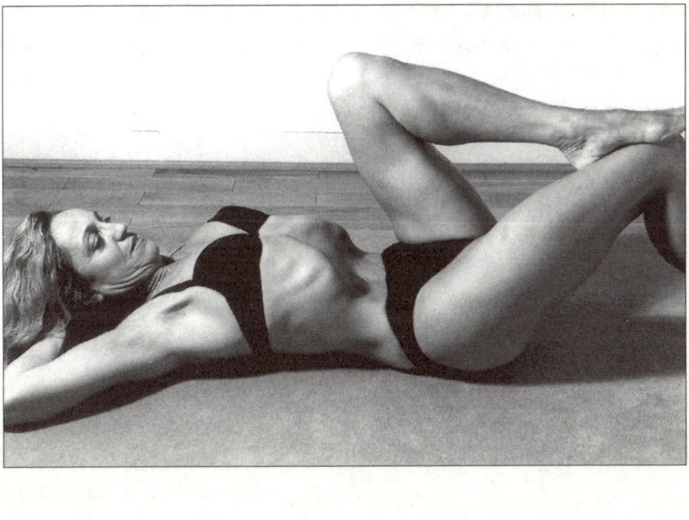

Expirez puis bloquez la glotte, ne respirez plus et appuyez la tête sur les mains, menton rentré. La nuque doit s'étirer, ne sortez surtout pas le menton. Vous allez sentir le vide se faire très fort, votre nombril coller à la colonne !

*Étirement dos creux*

Sur le dos, même départ, les coudes posés au sol près de la taille, avant-bras perpendiculaires au sol, nuque bien étirée. Gardez les reins au sol, expirez et, sur le vide, appuyez très fort les coudes dans le sol pour décoller le haut du dos, menton rentré. Vous allez creuser le ventre et plaquer les reins au sol. C'est bon pour ceux qui ont tendance à arrondir le dos.

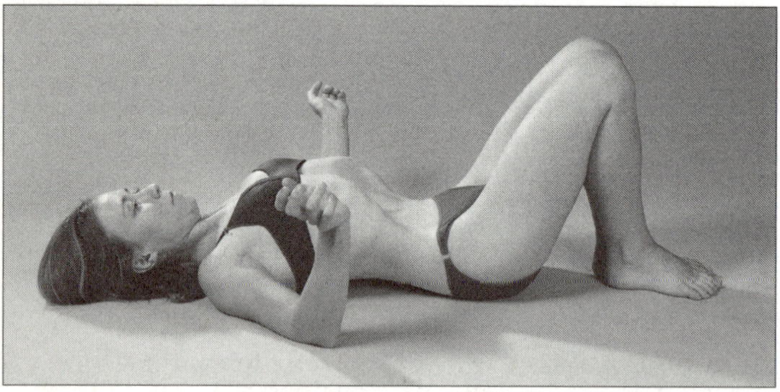

*Dos rond*

Sur le dos, genoux pliés, tendez les bras au-dessus du visage, mains dos à dos, doigts vers le plafond. Expirez, puis sur le vide poussez l'occiput

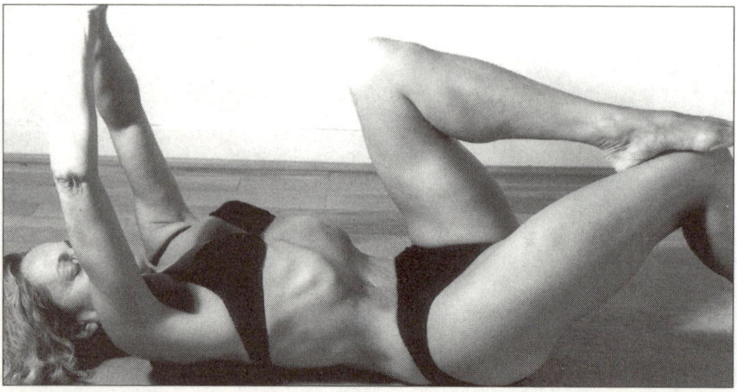

dans le sol et les mains vers le plafond (les épaules glissent vers le haut).

Plus puissant : placez un pied sur un genou, mettez vos mains l'une sur l'autre, la paume de celle de dessous contre le genou, coudes vers le haut. Faites le vide puis sans reprendre d'air appuyez l'occiput dans le sol, menton rentré et rapprochez vos coudes l'un de l'autre. Ne cherchez pas à pousser sur le genou, à tendre les bras, rapprochez juste les coudes, en tournant un peu plus les bras en dedans.

Le corset est serré au maximum, la colonne étirée jusqu'à la nuque.

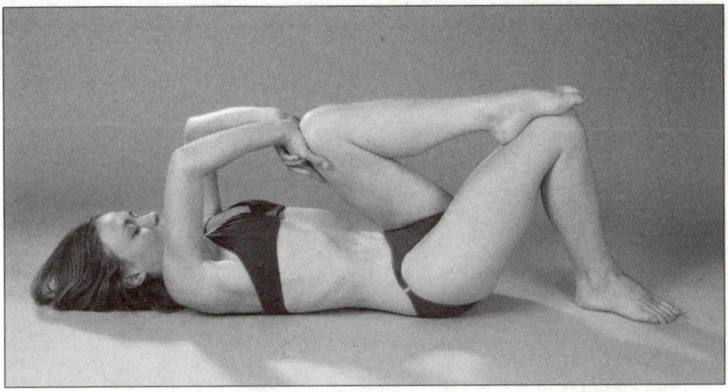

*Série à quatre pattes*

Reprenez le dos à plat, les dos ronds, tels que nous les avons décrits au début du livre.

À la fin de l'expiration, rentrez le menton et remontez la tête comme le chien ou le chat qui s'étirent, sans plier la nuque. Le ventre doit être aspiré. Si vous n'y arrivez pas, bouchez-vous le nez et faites le geste de renifler, nez bouché.

On peut faire cela dans les étirements latéraux et vous aurez alors un étirement et un massage plus complet du côté étiré, puisque le diaphragme ne pourra remonter que très peu de l'autre côté.

Excellent pour masser le côlon et stimuler le transit !

*Série assis*

Vous pourriez faire ces exercices en posant vos coudes sur votre table de cuisine, au bureau, au restaurant…

Si vous êtes assis par terre, pliez les genoux et posez vos coudes sur vos genoux, épaules basses (vous auriez les coudes sur la table).

*Dos creux*

À la fin de l'expiration, restez vide et appuyez les coudes sur les genoux, sans monter les épaules, mais au contraire en sortant la poitrine et, *en même temps*, reculez votre cou, menton rentré. La nuque doit s'étirer très fort.

Le travail du dos est puissant et sensible, l'avalement du ventre impressionnant, la sensation de remontée des organes particulièrement forte.

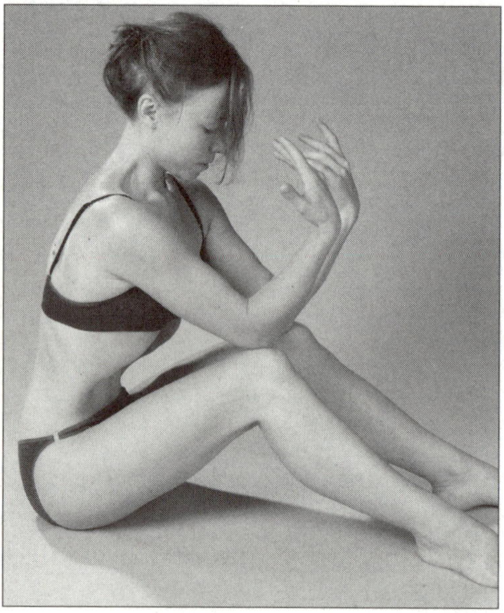

*Dos rond*

Placez les mains sur les genoux, doigts vers le ventre, coudes vers le plafond et, sur le vide, rapprochez les coudes (tournez-les en dedans) et reculez le cou, menton rentré.

Cette fois, le dos est rond, ce qui détend quand on alterne avec le précédent.

Vous pouvez ainsi rajouter ce petit « tirage » supplémentaire quand vous le souhaitez, dans toutes les postures.

*Renforcement maximum du transverse*

Une fois faite votre fausse inspiration, si vous revenez rentrer encore le bas du ventre vous irez plus loin. Si vous recontractez le périnée (qui a relâché au moment du vide) puis le transverse, c'est encore plus puissant.

## Les abdominaux magiques ou imaginaires

Ce chapitre présente une approche originale du travail abdominal. *Il s'agit en effet d'imaginer seulement les mouvements, sans bouger*, ce qui les rend invisibles à l'entourage.

### *Les avantages*

Les avantages des abdominaux magiques sont nombreux.

- On peut les faire n'importe où, discrètement : sur la plage en train de bronzer, dans un bus, un train, un avion (très pratique pour maintenir une circulation dans les jambes, pour éviter d'avoir mal au dos, quand on est coincé entre deux passagers), une salle d'attente, dès qu'on a un temps mort.

Pas la peine de se mettre au tapis et de bloquer des heures dans son emploi du temps.

- On n'a pas besoin de se doucher, pas de lendemains douloureux, mais un galbe assuré à partir d'un travail régulier mais réparti dans la journée.

- N'entraînant aucun mouvement, ils peuvent se faire même quand on a un risque de douleur (par exemple, si on a mal au dos, après une opération…)

- Pour les jeunes mamans, ils peuvent se faire le bébé dans les bras, le bébé au sein ou couchée dans son lit…

- Pour les personnes à mobilité réduite, les personnes âgées, les gens fatigués, à la musculature affaiblie, ces abdominaux ne demandent pas de mouvement.

Bien réalisés, ils sont *plus efficaces que les mouvements réels*, car il y a une concentration sur le muscle sollicité sans perte d'énergie ailleurs, sans épuisement. La vascularisation est très importante, la fatigue générale et les courbatures incomparablement moindres, mais la vascularisation du cerveau très augmentée.

*Gym réelle et gym imaginaire*

On connaît le principe statique, c'est-à-dire sans mouvement, dans la gymnastique sous plâtre. L'immobilisation entraîne une fonte musculaire très rapide (à partir de trois jours). Pour éviter de ne plus avoir de muscle quand on va retirer le plâtre, on demande alors d'imaginer le mouvement, par exemple de ramener l'avant-bras sur le bras pour travailler le biceps, si le coude est immobilisé. Le seul fait d'envoyer les influx nerveux réalise une contraction du muscle qui maintient ses capacités et son volume.

Une étude a été menée par une élève kinésithérapeute belge, B. Stevens (mémoire soutenu dans le cadre de la Haute école de la province de Liège, 1996), pour tester le travail imaginaire et le comparer au travail réel. Elle a montré que lorsque l'imaginaire est bien maîtrisé, il est plus puissant que le réel.

Par ailleurs aux États-Unis, une étude a porté sur le travail sans mouvement du biceps. Les électroencéphalogrammes et l'imagerie du cerveau ont permis de voir que les mêmes zones étaient vascularisées et stimulées selon que l'on faisait le mouvement réel ou imaginaire. *Au bout de trois semaines d'exercice* (quinze minutes par jour), *le volume du biceps avait augmenté !* (« Se muscler par la pensée », *in Sciences et Avenir*, janvier 2002).

### *Les exercices*

Dans le principe, il s'agit de faire comme si on réalisait l'exercice, en serrant d'abord le périnée, en expirant réellement tout en visualisant le mouvement.

Voici quelques exemples d'abdominaux magiques.

### *Patinage*

Assis sur une chaise, ou couché sur le dos, bien étiré, genoux fléchis, pieds à plat, imaginez que vous portez le poids sur un pied et que vous patinez, tantôt un pied, tantôt l'autre, mais sans que vos pieds bougent.

Si vous arrivez à visualiser le geste, vous devez sentir un travail dans la cuisse, la jambe, qui part du ventre. Le transverse est là (expiration) et les obliques tantôt d'un côté tantôt de l'autre.

### *Torsions imaginaires*

Assis sur une chaise ou au tapis, dos droit, penché un peu en avant, faites d'abord une vraie torsion. En expirant, faites tourner le bas du ventre vers la gauche par exemple puis, à chaque expiration tournez un peu plus haut : nombril, taille, côtes, poitrine, puis tête.

Faites maintenant la même chose de manière purement imaginaire : ne bougez pas mais expirez et pensez que vous tournez, étape par étape, en grandissant toujours bien sûr.

Si vous palpez vos abdominaux, vous les sentirez se contracter, d'abord en bas (transverse, petits obliques) puis de plus en plus haut (grands obliques). Les côtes vont s'abaisser en arrière et les côte flottantes se serrer en avant, ce qui va lacer la guêpière et vous faire grandir et mincir.

Quand vous maîtrisez ces mouvements, vous pouvez choisir de travailler surtout le bas, ou surtout le haut, selon vos priorités.

### *Torsion couché*

Reprenez les exercices vus dans la série avancée.

Couché sur le dos, genoux fléchis, pieds à plat, fémurs écartés de la largeur du bassin, laissez descendre les deux genoux d'un côté, sans laisser bouger le bassin. Le sacrum reste au sol, la taille ne bouge pas. Vous maintenez le bassin à l'aide des obliques et du fessier du côté vers lequel vous allez.

C'est difficile… et si le bassin bouge vous vous tordez un peu, vous pincez la taille, ce n'est pas très bon pour le bas du dos.

Refaites le même mouvement, mais imaginaire, sans bouger les genoux, en visualisant simplement le geste que vous venez de faire et en expirant. Palpez vos obliques, votre muscle fessier. Ils travaillent plus que dans le réel mais vous n'avez plus de risque pour le dos.

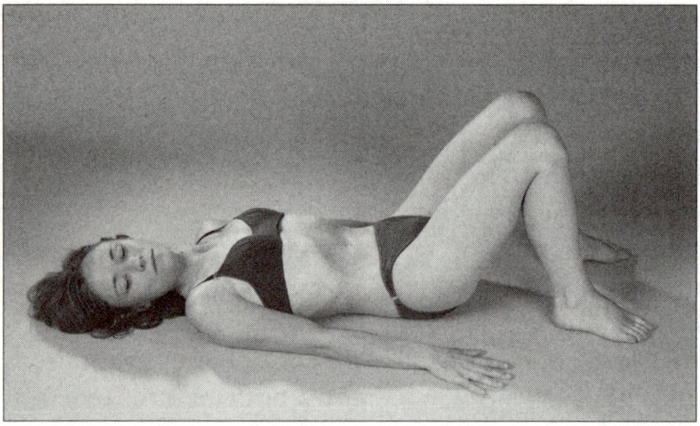

*Variante* : comme dans la torsion réelle, vous pouvez laisser les genoux descendre vers le sol en laissant le bassin décoller, puis imaginez que vous ramenez la taille au sol. Mais c'est un peu plus risqué pour le dos, car la position de départ a des chances d'être « tordue et pincée ».

*« Hanché » couché*

Allongé sur le dos, un genou fléchi pied au sol, l'autre jambe allongée, orteils ramenés vers le visage au maximum.

Faites d'abord le geste réel de vous « hancher » c'est-à-dire de rapprocher la hanche de l'épaule, de raccourcir un côté. Cela fait travailler les obliques. C'est ce que l'on fait parfois en gymnastique ou en danse. Très mauvais pour le dos, on pince, on rapproche les vertèbres entre elles sur le côté au niveau de la taille.

Faites maintenant le geste imaginaire, en pensant que quelqu'un retient votre pied (orteils bien tirés vers le visage). Rien ne bouge, vos jambes gardent la même longueur, mais vos obliques travaillent, sans risque vertébral.

### *Ciseaux imaginaires*

Vous savez à quel point le fait de rapprocher les jambes du buste peut être mauvais (voir les premiers chapitres). Il ne faut jamais raccourcir les grands droits. Mais si vous imaginez la chose, c'est différent !

Couché sur le dos genoux fléchis, imaginez que vous ramenez le genou vers la poitrine, en expirant. Vous sentirez le travail de la cuisse mais aussi des abdominaux transverse et droits.

Si vous faites les deux jambes en même temps, c'est plus fort.

Si vous partez avec une jambe allongée, l'autre fléchie, le travail des muscles de la cuisse sera plus fort pour remonter la jambe allongée.

Ce travail est particulièrement intéressant pour les gens qui n'ont plus assez de force musculaire, pour mobiliser réellement leurs jambes, par exemple.

### *Torsion couché sur le côté*

Très pratique à réaliser dans son lit.

Couché sur le côté, les genoux groupés remontés vers la poitrine, la tête posée sur le bras de dessous, ne vous tassez pas, éloignez la poitrine du bassin.

En expirant, imaginez que vous remontez plus fort les genoux vers la poitrine, puis que vous envoyez les deux genoux en même temps de l'autre côté.

Palpez vos obliques…

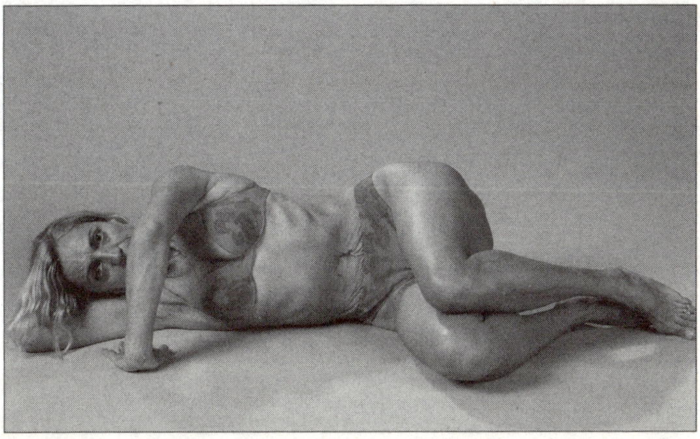

*Repoussés*

Le travail de contre-résistance est toujours un travail très puissant.

Nous en avons vu des exemples. La résistance imaginaire est tout aussi efficace, mais elle apporte un plus très important (voir plus loin).

*Sur le côté*

Imaginez que vous êtes contre un mur ou le dos appuyé contre le dos d'un (e) partenaire.

En expirant repoussez la taille et le bas du dos contre cet appui (sans cambrer, mais au contraire dans un léger enroulement). Ne vous tassez pas, palpez votre ventre. Tout le corset est en jeu !

Allongez le bras de dessus le long de l'oreille, et imaginez que vous repoussez un obstacle à bout de bras, poignet fléchi.

Le travail du transverse est particulièrement puissant.

*Sur le dos ou assis (travail des grands obliques)*

Sur le dos, bien étiré, ramenez le bras, coude fléchi devant vous, mains au niveau du sternum. Imaginez que vous repoussez un obstacle avec votre main, poignet fléchi.

Vous pouvez reprendre les exercices pour les obliques faits à deux et imaginer la résistance opposée par le partenaire.

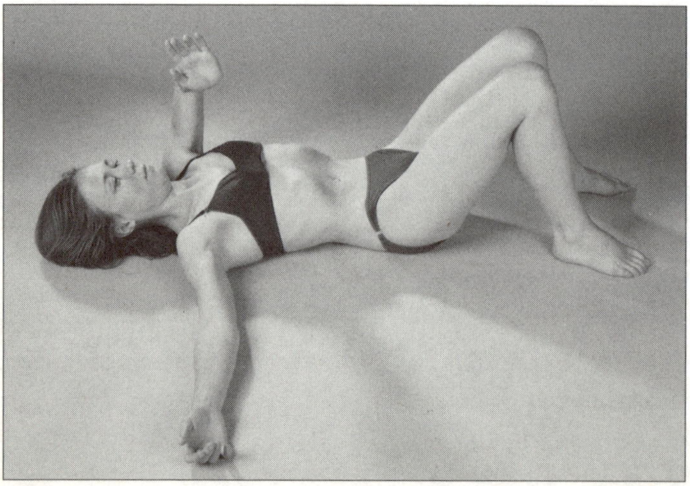

Le travail de contre-résistance imaginaire est très riche et très intéressant car il ne fait pas travailler que les muscles actifs pour le mouvement, comme lorsqu'il y a une vraie résistance ou un vrai mouvement. Dans ces cas, en effet, les muscles antagonistes vont devoir se détendre pour permettre la contraction de ceux qu'on sollicite.
Dans le cas de la résistance imaginaire, *les muscles antagonistes travaillent aussi*, puisque ce sont eux qui réalisent la résistance. Il y a donc un travail équilibré des deux côtés, sans raccourcissement (isométrique). C'est un gainage total, une vascularisation maximale, sans épuisement, sans contracture.
Faites l'expérience : contractez votre biceps, en ramenant votre avant-bras sur le bras. Le biceps est « en boule », raccourci, mais les muscles à l'arrière du bras sont détendus (antagonistes).
Immobilisez votre bras en allongement, en retenant par exemple votre main sous la table. Votre biceps se gonfle un peu, durcit, mais ne se raccourcit pas. Les muscles antagonistes sont relâchés.
Maintenant, imaginez seulement qu'on retient votre main. Votre biceps fait la même chose que lors du dernier exercice mais les antagonistes ont aussi durci sans se raccourcir !
Ainsi, les résistances imaginaires pour les abdominaux vont faire travailler les muscles du dos en même temps (équilibre des bretelles). Dans les jambes, vous aurez aussi plusieurs groupes de muscles qui vont travailler.
Rendement maximum !
*Un travail très équilibré qui renforcera l'unité du corps, la stabilité vertébrale.*

## Les abdominaux les plus intérieurs

### *Les avantages*

Avec les abdominaux les plus « intérieurs », vous allez pouvoir faire un *travail sur le centre du corps*. C'est une approche encore plus mentale et légère mais c'est la base de la puissance dans les arts martiaux.

Il s'agit de faire partir l'effort du bas du ventre, du centre du corps, et de le diriger vers les extrémités, par exemple le pied, la main.

### *Les exercices*

*Prolongement*

Couché sur le dos, genoux fléchis, pieds à plat, expirez très lentement, de manière un peu freinée dans l'arrière-gorge, et imaginez que votre souffle part du bas du ventre et circule le long d'une cuisse, puis au-delà du genou comme si vous prolongiez votre ligne vers le plafond (faire l'autre cuisse après).

Soufflez longtemps, longtemps, prolongez-vous dans l'espace. Palpez votre transverse !

Comparez avec le seul effort d'expirer sans prolonger. Le travail abdominal est beaucoup plus puissant.

Placez maintenant les genoux serrés et les pieds écartés.

Refaites l'exercice de prolongement, *une jambe après l'autre* (pour ne pas croiser vos lignes de prolongement).

Palpez votre ventre. Vous verrez que les obliques se sont mis à se contracter automatiquement, puisque la trajectoire est oblique !

*Autograndissement*

Nous l'avons évoqué plusieurs fois et il fait partie de ces exercices.

Lorsque vous imaginez un poids sur la tête et que vous partez du bas du ventre, en enfonçant les ischions dans le siège et en repoussant la tête vers le haut, vous êtes dans cette dynamique, avec une double direction de prolongement vers le haut et vers le bas.

*Pied qui s'envole*

Placez-vous sur le dos, genoux fléchis, un pied au sol. Mettez le talon de l'autre jambe sur le genou. En expirant, allégez de plus en plus cette jambe, du genou au pied. Allégez, allégez jusqu'à ce que finalement le talon se soulève presque tout seul, sans avoir besoin de contracter quoi que ce soit, juste par sa légèreté.

Regardez alors la contraction abdominale : le corset est au maximum, vous êtes plaqué au sol, mince, mince.

Posture excellente pour ceux qui ont mal au dos.

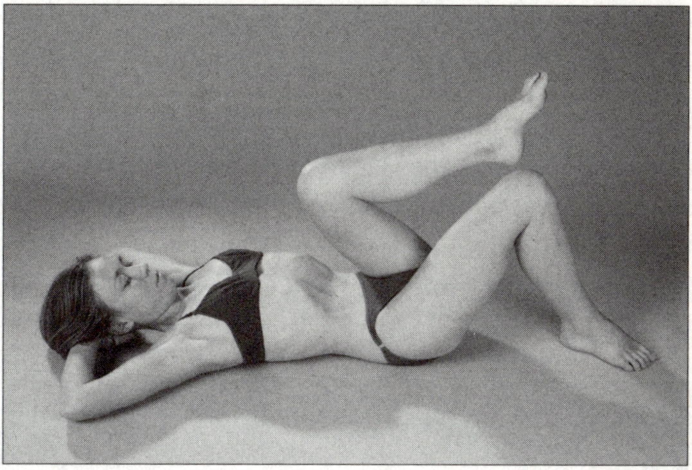

*Obliques plus adducteurs*

Nous avons déjà présenté cette posture pour les obliques dans les séries pour tous.

Couché sur le côté, une jambe allongée, l'autre fléchie, le pied posé contre le genou de la jambe allongée. Essayez de soulever celle-ci, d'abord sans attention particulière, puis en partant du bas du ventre et en soulevant d'abord le haut de la cuisse, puis le genou, puis la jambe et le pied à la fin.

Le travail des adducteurs est très différent et vous aurez beaucoup plus de force pour soulever le pied que si vous partez de l'extrémité.

*Cri qui tue*

Faites des expériences avec les bras, imaginez que vous voulez casser une brique avec le tranchant de la main.

Il faudrait frapper à partir du centre, en poussant un cri bref et puissant… Mais commencez par une brique en mousse !

*Massage interne ou nauli*

Il s'agit d'un exercice de yoga qui réalise un véritable massage intérieur et mobilise de façon dissociée les différents abdominaux.

Position debout, genoux un peu fléchis, penché en avant, les mains sur les cuisses, doigts dirigés vers le ventre. Commencez par une fausse inspiration thoracique. À la fin, les grands droits doivent saillir comme deux cordes entourées de vide. Un appui alterné sur une main et sur l'autre fait saillir le droit ou le gauche et donne une impression de mouvement tournant. Puis un léger mouvement de translation des épaules va permettre de faire saillir les tendons des grands puis des petits obliques.

Cela permet de visualiser autrement la musculature abdominale.

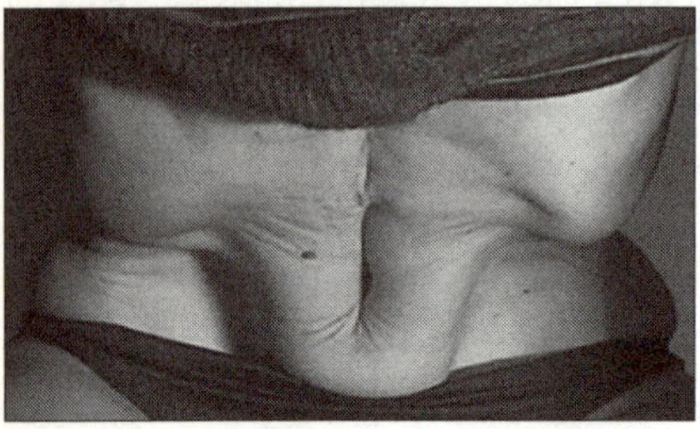

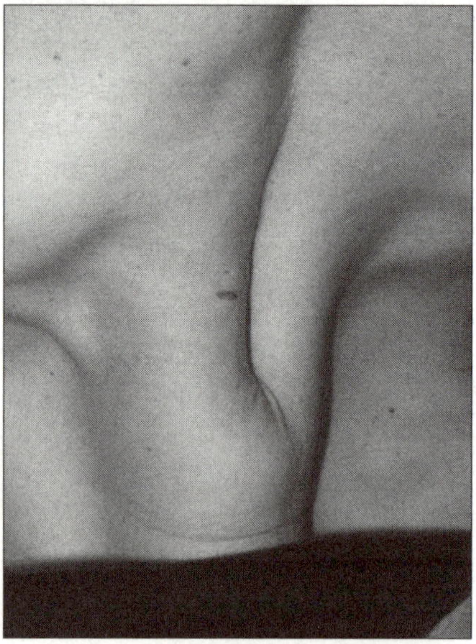

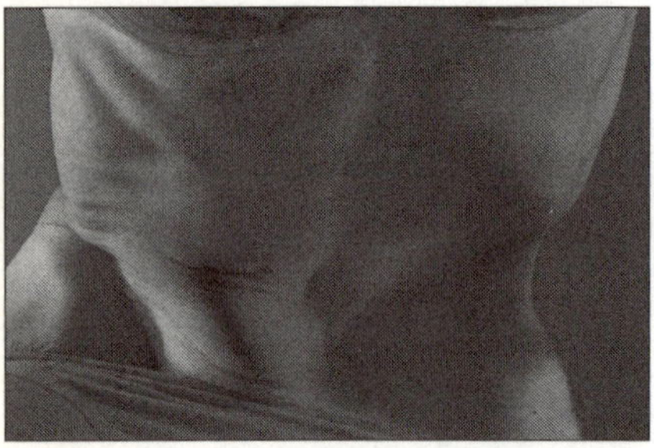

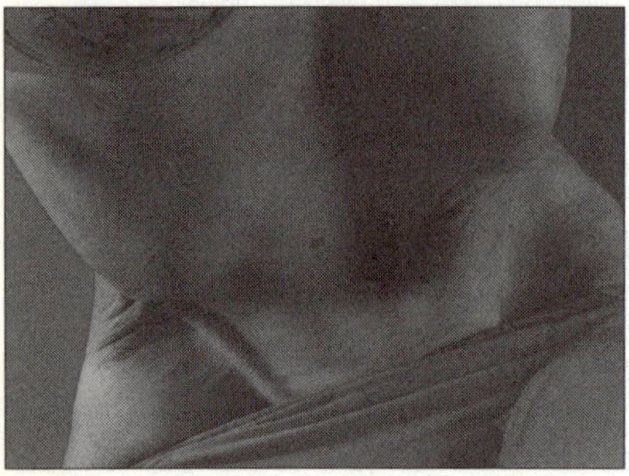

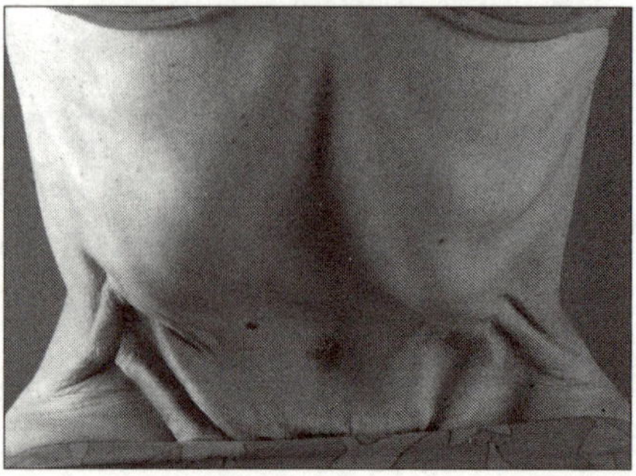

CHAPITRE 7

# LES CAS PARTICULIERS

Il existe des situations particulières où la bonne compréhension du travail abdominal et respiratoire est fondamentale. En effet les erreurs ne pardonnent pas dans ces cas-là et il faudra être particulièrement vigilant quant à la justesse de la posture, à la justesse du travail.

Comme cas particuliers, on peut citer :

- la grossesse, l'accouchement, les suites de couches précoces,
- les femmes qui ont des problèmes de périnée (incontinence, descente d'organe),
- les personnes constipées,
- les personnes qui ont des problèmes de dos,
- les personnes âgées ou musculairement affaiblies,
- les personnes à mobilité réduite.

Tous les principes restent valables et les erreurs sont particulièrement néfastes car elles provoquent souvent des douleurs ou l'aggravation du problème.

Il s'agit de sélectionner des séries d'exercices adaptés aux possibilités et aux besoins.

## La maternité

Il est important de comprendre comment les abdominaux vont jouer un rôle fondamental dans cette période, pendant ses trois temps : grossesse, accouchement, suites de couches.

### *La grossesse*

Pendant cette période, la physiologie traduit l'adaptation du corps maternel. Pour plus de détails, vous pourrez vous reporter utilement à l'ouvrage *Bien-être et maternité* (1).

Le développement de l'utérus va obliger les abdominaux à « faire de la place » en avant. Les grands droits vont s'écarter, c'est le *diastasis physiologique*, qui ne commence pas tout en bas mais à quelques centimètres au-dessus du pubis.

Quand la femme, couchée, redresse le tronc, on voit une petite pointe qui ressort au milieu du ventre, une petite pyramide. C'est une sorte de hernie, les muscles sont sur les côtés et c'est une excroissance « molle » qui fait saillie. On peut parfois voir cela aussi chez les hommes. Mais les grands droits vont aussi s'allonger de quinze centimètres au dernier trimestre, ce qui est énorme. C'est pratiquement la moitié de la hauteur utérine !

En fait, s'ils ne s'allongeaient pas, ils s'écarteraient trop et ne pourraient plus se rapprocher correctement ensuite (voir plus haut, à Anatomie fonctionnelle, la « boutonnière verticale »).

Les fibres qui ont été fabriquées devront être détruites et éliminées après l'accouchement.

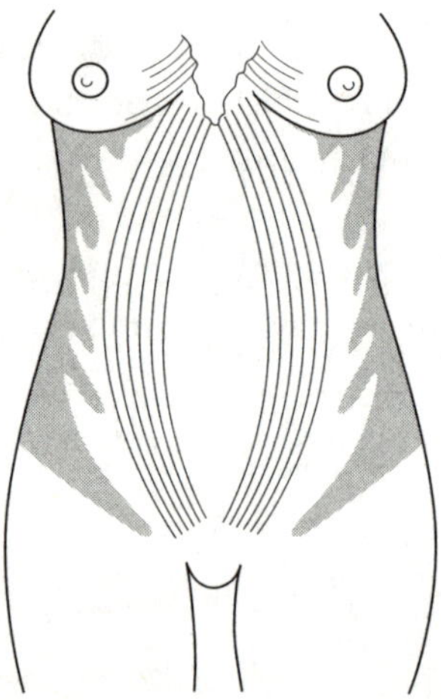

Le bébé va aussi avoir besoin de place vers le haut, sous les côtes, en particulier à droite (car l'utérus est incliné vers la droite). Les côtes vont s'écarter, s'ouvrir, d'autant plus facilement que les droits et les grands obliques ne sont pas trop rétractés, trop courts.

1. Dr Bernadette de Gasquet, *Bien-être et maternité*, éditions Implexe, Paris, 1997.

Si la maman a une morphologie un peu « tassée », côtes fermées, si c'est une sportive très musclée au niveau des droits et des grands obliques, cela peut devenir très douloureux, avec une gêne à la respiration, des sensations de « bleus » sous les côtes, des douleurs aiguës au niveau du diaphragme.

Le poids du ventre va avoir tendance à entraîner la cambrure, avec tous les effets qui en découlent : douleurs, mauvaise respiration, mauvaise circulation, étirement des ligaments qui suspendent l'utérus, écartement des grands droits et étirement du transverse... Le tout s'aggravant dans un cercle vicieux.

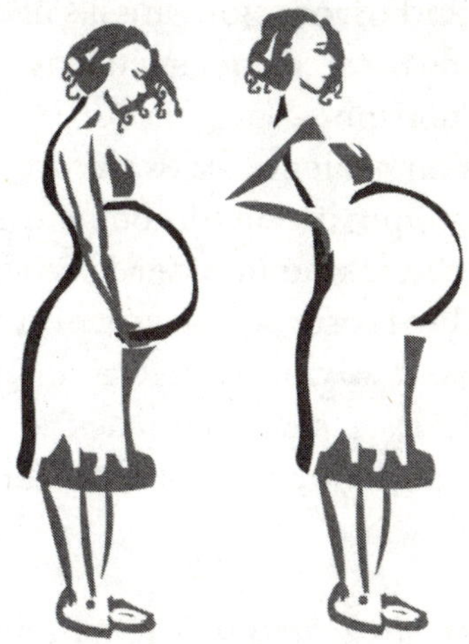

Même couchée, la future maman est cambrée, avec un utérus qui tire dans le vide si elle n'a pas les accessoires qui lui permettent une bonne position (des coussins, voir dans *Bien-être et maternité*).

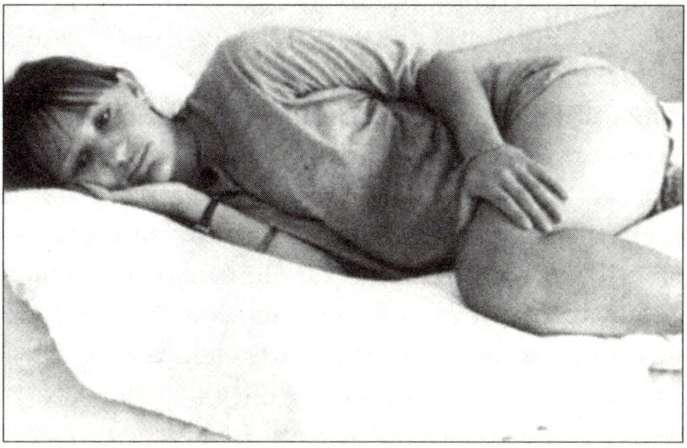

*Les enjeux*

*Les priorités de cette période sont la statique, une respiration juste et un minimum de pression abdominale, le renforcement du transverse.*

• Bien gérer les gestes quotidiens. Si la future mère se penche mal, se relève mal, se retourne brutalement dans son lit, elle va avoir des signes d'erreur évidents : douleur, blocage, contractions (voir chapitre Abdominaux et vie quotidienne).

• Savoir basculer le bassin sans contracter les grands droits (en s'étirant). Revoir la bascule du bassin.

Être toujours en étirement, « faire de la place ». Le signe en sera la respiration abdominale basse automatique.

• Renforcer le transverse bas, là où la future maman a toujours les mains pour soutenir son bébé « en dessous ».

C'est le muscle qui positionne le bébé, qui le remet « vertical » quand la mère est verticale, au lieu de le laisser partir dans le vide. Il protège des appuis directs sur le col, des pressions trop fortes sur le périnée. C'est également lui qui est déterminant dans l'accouchement (voir plus loin) et dans les suites de couches.

• Lutter contre la constipation et apprendre à pousser sans pousser le bébé en même temps.

*Un bon repère : les contractions utérines*. En fin de grossesse, chaque fois que les grands droits se raccourcissent, par exemple lors d'un effort de relèvement mal conduit, il y a une contraction. S'allonger et se relever de la table d'examen, sortir de la baignoire en sont des exemples évidents. Le ventre pointe et ça se contracte.

Il faut évidemment éviter de provoquer cette protrusion qui écarte encore plus les droits. Il faut donc éviter de lever la tête, les jambes, etc. Et toujours travailler avec le transverse, sur l'expiration, en passant par le côté pour se relever, en se penchant correctement dos droit.

*Si les mouvements sont faits en expirant, en utilisant le transverse, sans aucun raccourcissement des droits, il n'y a pas de contraction.*

En cas d'utérus très contractile, de menace d'accouchement prématuré, la maîtrise de ces gestes est fondamentale pour limiter les risques mécaniques. On peut éviter toutes les contractions dues aux mobilisations, ce qui est déjà très important.

*La détente du ventre* dépend de l'étirement. On peut voir sur la photo ci-contre combien il y a encore de « place » au-dessus du nombril quand la future maman est bien étirée.

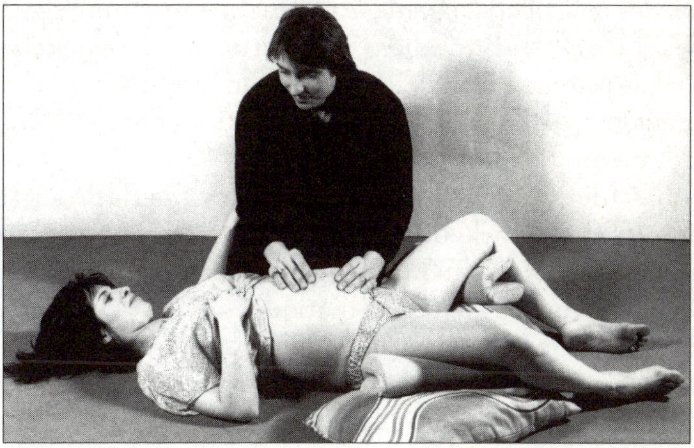

*La pratique*

Voici une sélection d'exercices à faire chez soi.

• *Gestes quotidiens* : se pencher, se relever, soulever, se retourner dans le lit, s'asseoir et se relever du lit, de la chaise.

• *Bascule correcte du bassin* par étirement, position debout juste.

• *Autograndissements,* étirements latéraux, dos creux, posture d'ouverture des côtes.

• *Fausse inspiration thoracique,* si le bébé est très bas, s'il y a des sensations de pesanteur dans le bas du ventre, des hémorroïdes, des varices vulvaires.

• Il n'y a pas de contre-indication pendant la grossesse, mais si le bébé est déjà haut et coince l'estomac, il vaudra mieux éviter de remonter encore !

• *Renforcement du transverse* (voir plus haut, l'antagonisme grands droits transverse et renforcement du transverse).

• *Apprentissage de la poussée* (gonfler un ballon, repoussés).

• *Apprentissage des suspensions.*

• *Étirements* : avec les sangles, inflexions latérales assise, à quatre pattes, crocodile, enchaînement « du bébé » sur le dos (étirement latéral).

• *Respiration* : c'est à quatre pattes que la respiration est la plus spectaculaire chez la femme enceinte, c'est le moyen de la ressentir et de percevoir le transverse.

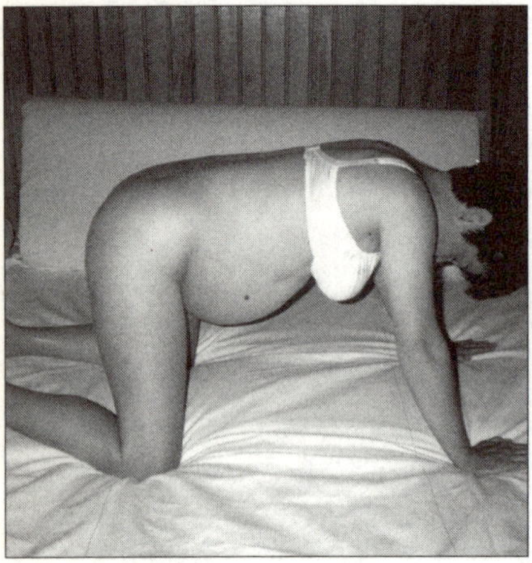

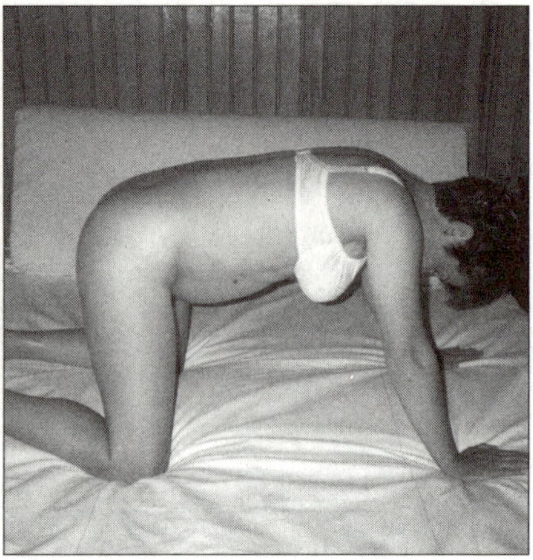

• *Suspension* : la même femme, le même jour. Il n'y a plus de ventre !

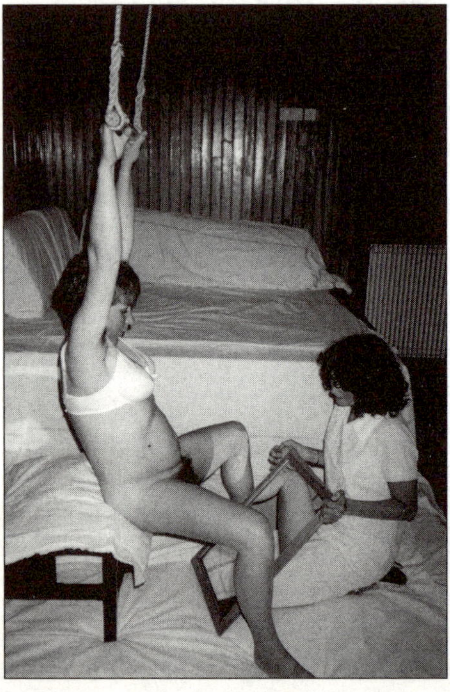

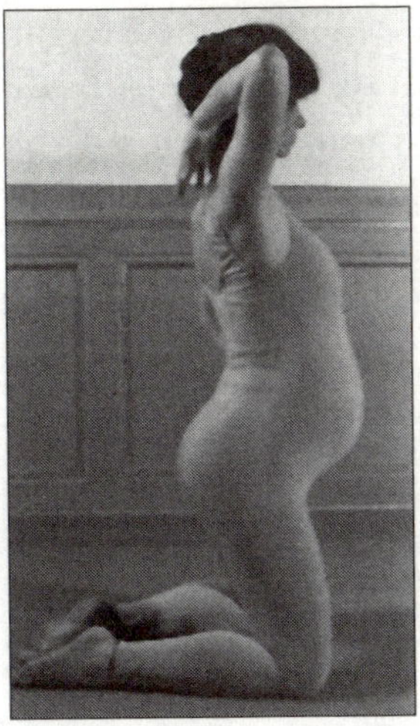

Mauvais

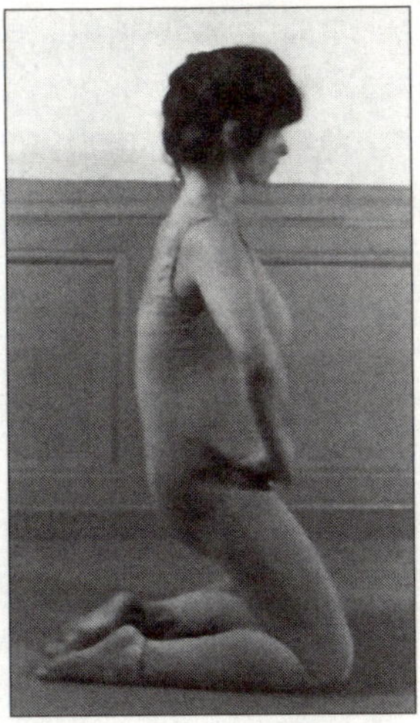

Bon

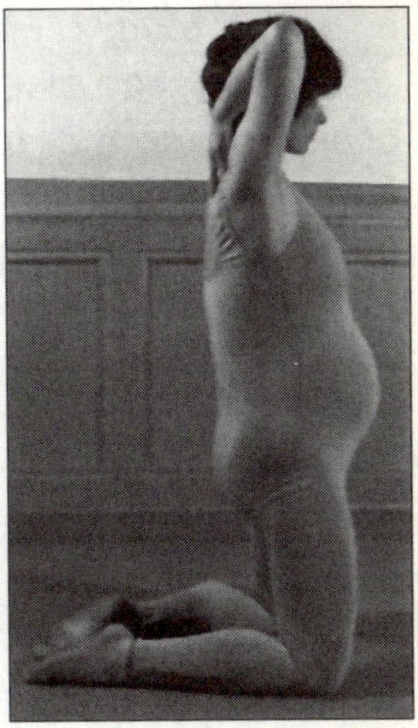

Bon

• *Se relever sans basculer le bassin,* se relever avec rotation externe des fémurs.

• Position de détente sur le coussin.

*La ceinture*

En cas de pesanteur dans le bas du ventre, de bébé très bas, de douleur dans le bas du dos et au niveau du pubis, et surtout si vous devez rester debout, vous avez intérêt à utiliser une *ceinture spéciale.*

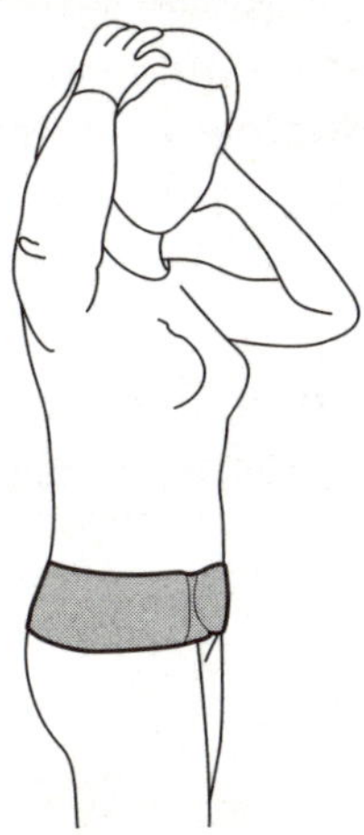

Il s'agit d'une ceinture étroite, élastique, renforcée sur les côtés, qui aide votre transverse bas car elle se place exactement en dessous du bébé. Elle ne vous gênera ni pour marcher, ni pour respirer, elle ne serre pas le ventre mais maintient le bassin, ce qui soulagera vos douleurs de manière assez spectaculaire.

Vous sentirez immédiatement que vous vous redressez, que vous vous tenez mieux. En effet le transverse est en synergie (c'est-à-dire que son travail déclenche leur travail) avec les muscles profonds du dos, ceux qui nous permettent de tenir érigé.

Contrairement aux gaines de grossesse qui suspendent le ventre aux reins et qui tiennent trop le ventre, elle n'empêche pas le travail des muscles (à condition de la mettre bien horizontale).

Vous risquez d'être gênée si vous restez assise longtemps, au cinéma par exemple, mais comme il n'est pas nécessaire de se déshabiller pour l'enlever, il suffit de la porter seulement quand vous êtes debout (voir aussi, plus loin, les suites de couches).

### *L'accouchement*

Il comprend deux temps : *l'ouverture du col* (travail), qui se fait grâce aux contractions utérines, et *la poussée* qui combine les contractions et le travail des abdominaux.

*Les abdominaux sont-ils utiles pour accoucher ?*

Les Américains se sont posé cette question. Pour y répondre, ils ont regardé si les femmes qui avaient subi une intervention chirurgicale destinée à augmenter le volume des seins (consistant à prendre dans les grands droits pour faire du sein), accouchaient moins bien que les autres. Résultat : aucune différence !

En réalité, le problème est mal posé puisque ce ne sont pas les grands droits qui font la poussée mais le transverse !

#### *Physiologie de l'accouchement*

Lorsque le col est ouvert, les contractions utérines poussent le bébé dans le vagin. Quand le bébé arrive sur le périnée et l'étire, celui-ci, s'il est compétent et pas totalement déconnecté par une anesthésie, se contracte. Cette contraction va déclencher une contraction réflexe du transverse abdominal. Vous avez vu que la contraction du périnée renforce le transverse.

Cette contraction s'ajoute aux contractions utérines dites d'expulsion, très puissantes. La femme a une irrésistible « envie de pousser ». C'est le même réflexe que le vomissement et les femmes qui vomissent en accouchant sont très efficaces !

Mécaniquement, que se passe-t-il ? L'utérus est à moitié vide, le bébé est en partie sorti. Les contractions du fond utérin et du transverse vont plaquer le corps du bébé vers la colonne et la pression sera maximum dans un mouvement de « démoulage ». C'est-à-dire que l'utérus va chasser son contenu tandis que le transverse retient l'utérus au-dessus de la symphyse. Le diaphragme remonte, ce qui suspend l'utérus. C'est comme pour sortir un oreiller de sa housse, il faut ouvrir la housse, commencer à tirer l'oreiller, puis retirer la housse vers le haut…

Ainsi, dans l'accouchement normal, il y a le bébé d'un côté et l'utérus de l'autre. On ne pousse pas de haut en bas, on ne pousse pas l'utérus (et la vessie, le rectum, etc.) avec le bébé. La mère se retire de son enfant.

Évidemment, il ne faut pas pousser trop tôt, tant que le bébé est encore plus dans l'utérus que sur le périnée. Si on pousse à ce moment-là, ou on pousse l'utérus avec le bébé, ou, en expirant, on remonte l'utérus et le bébé !

Le bon sens voudrait que l'on attende que le bébé soit sur le périnée pour pousser (ce qui devrait se faire tout seul, par réflexe). Il ne viendrait à l'idée de personne de pousser pour aller à la selle tant qu'il n'y a rien dans l'ampoule rectale, c'est-à-dire sur le périnée.

La maman doit donc être étirée, ou mieux en suspension. Il y aura alors détente du périnée (comme dans le vomissement) par la remontée du diaphragme. C'est le tube de dentifrice comprimé au milieu, ouvert en haut et en bas. Il y a expiration et « expulsion » du bébé, c'est-à-dire poussée hors de la mère (voir l'ouvrage *Bien-être et maternité*, pour les positions, la détente du périnée, etc.)

Certaines traditions culturelles avaient compris le rôle de la suspension et du transverse ! Au lieu de pousser sur le ventre de haut en bas, on ceinturait le ventre pour augmenter la pression concentrique.

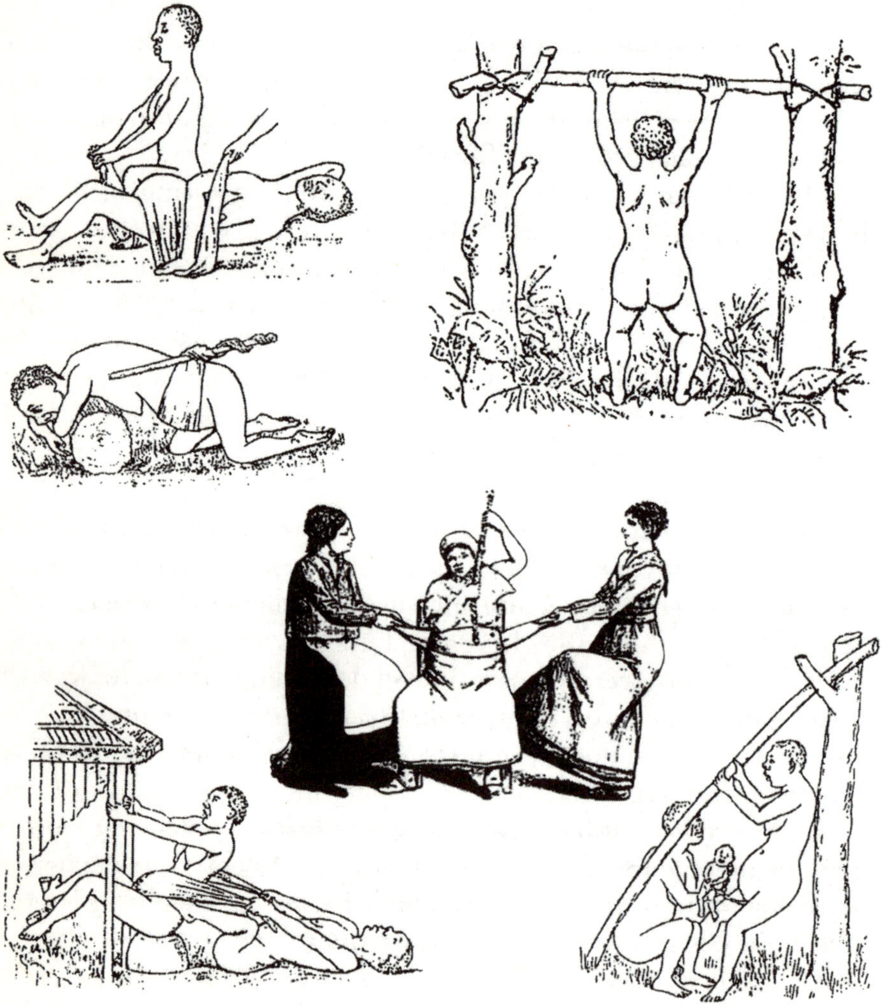

*Bonne et mauvaise poussée*

*La poussée bloquée classique est strictement à l'opposé de la physiologie.* Elle consiste à lever la tête, attraper les barres, tirer sur les bras, inspirer, bloquer le souffle et pousser le diaphragme vers le bas.

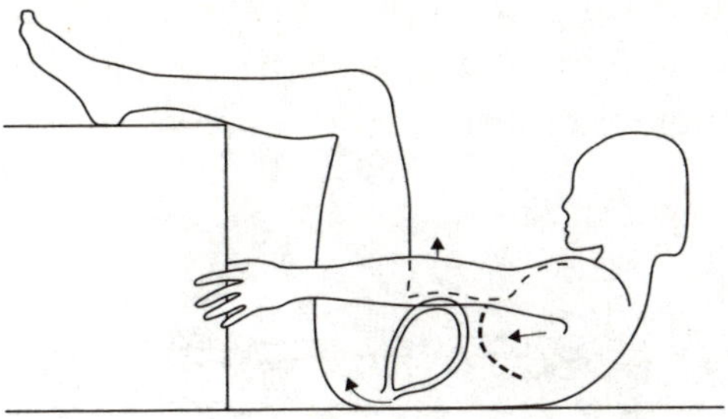

Mauvais

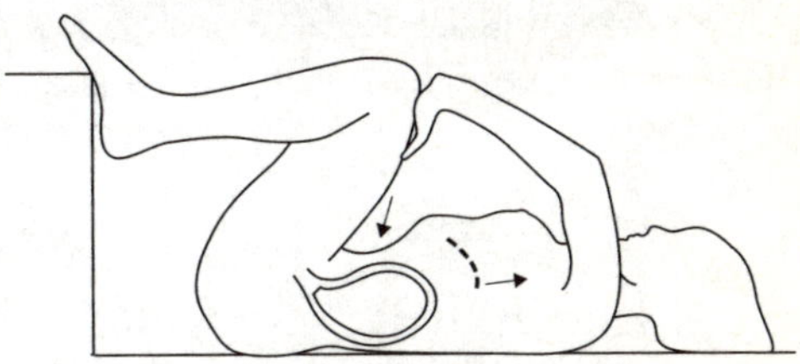

Bon

Le problème vient de ce que la posture (lever la tête, tirer sur les bras) sollicite les grands droits et ne permet pas aux transverses de jouer leur rôle (voir plus haut l'antagonisme transverse obliques).

La consigne : « Gonflez le ventre, faites sauter la ceinture » est en tout l'inverse du mouvement réflexe et de la cohérence mécanique.

Ce type de poussée, qui bloque le périnée et augmente donc les résistances, fait subir aux ligaments qui suspendent l'utérus une poussée de vingt kilos. Quand ça dure longtemps, l'étirement n'est pas totalement réversible et il y a descente d'organe. Le plancher pelvien subit évidemment beaucoup de pression et peut aussi être dépassé et ne plus retrouver son tonus. Quant au bébé, c'est très violent pour lui. Il ne glisse pas, il est projeté contre le périnée !

*Comment réaliser une poussée physiologique* ? En réalisant un étirement qui permette au transverse de se contracter, en expirant avec une résistance pour augmenter ce travail.

Le meilleur entraînement consiste à gonfler un ballon. Cela permet de bien sentir :

- le ceinturage et recentrage du bébé,
- la puissance de serrage du transverse,
- la remontée du diaphragme et la détente du périnée.

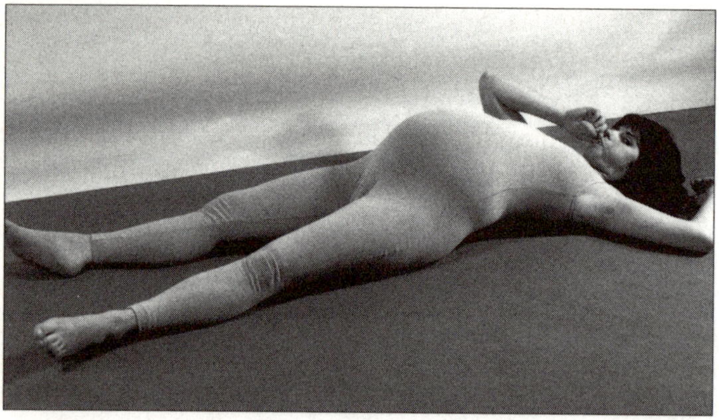

Ici, inspirez, bloquez, poussez.

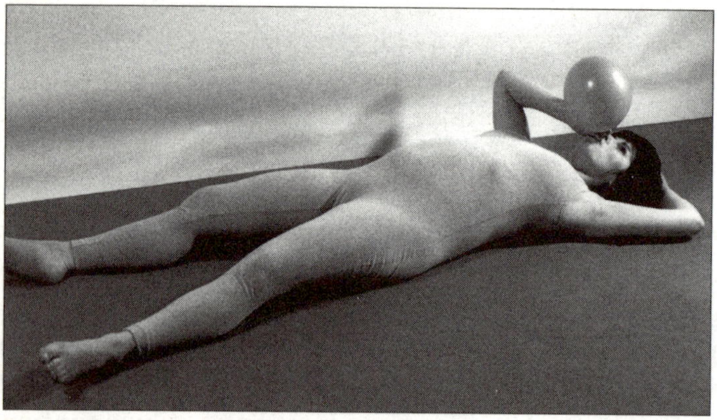

Expirez pour gonfler le ballon. Notez le recentrage du bébé.

Les suspensions et les « repoussés » (par exemple sur le côté), en allongeant le bras au-dessus de l'oreille pour repousser le papa qui résiste, sont de très bonnes solutions pour l'accouchement. Elles ont en plus l'avantage de mettre le bassin dans le prolongement du dos, ce qui met le vagin dans une trajectoire pratiquement droite et non coudée.

## *Les suites de couches*

### *Suites de couches précoces : un enjeu oublié du monde moderne*

Dans les cultures traditionnelles les suites de couches sont une période fondamentale de la maternité qui conditionne tout le devenir gynécologique de la femme, les grossesses suivantes et la ménopause. C'est un temps très investi, très valorisé. La mère est au centre de la scène, on s'occupe d'elle physiquement et affectivement, elle est valorisée, entourée, objet de soins très précis. Il existe des interdits très codifiés qui la protègent d'une manière réelle et symbolique (ainsi que son enfant).

Dans notre conception moderne de la naissance, cette période est oubliée, tout est centré sur l'enfant et c'est un vide corporel, social et médical en ce qui concerne la mère. Les erreurs sont nombreuses et les conséquences à long terme sur la récupération de la sangle abdominale et du plancher pelvien sont sous-évaluées.

### *Physiologie des suites de couches*

Immédiatement après la naissance, l'utérus vidé du bébé involue et le fond utérin se trouve rapidement en dessous du nombril. Mais il va ensuite rester volumineux et lourd pendant les semaines qui suivent. Nombre de mamans sont déçues de ne pas se retrouver le ventre plat au premier lever. Certaines paraissent même ne pas avoir accouché. Il est normal de paraître enceinte de six mois au sortir de la maternité. Mais, contrairement à la future maman enceinte de six mois, le ventre n'est pas plein et dur. Il y a un grand vide, l'utérus est gros et les abdominaux beaucoup trop grands pour lui ! Il flotte dans une enveloppe trop grande. Il faudra six semaines pour que les quinze centimètres de grands droits se résorbent et s'éliminent, pour que l'utérus retrouve sa taille et sa position, pour que les grands droits se rapprochent et que la taille se marque.

*À condition de ne pas tout faire pour saboter cette récupération.*

*C'est le temps du catabolisme, de l'élimination.* Le maître mot de cette période est *drainage*. Il va falloir *détruire et éliminer* ce qu'on a fabriqué et stocké pendant neuf mois.

Il y a beaucoup de liquide en trop (un quart de volume sanguin de plus dans la circulation), l'utérus s'est développé de quarante fois sa taille, les abdominaux se sont allongés, les seins se sont beaucoup développés, il y a eu stockage de graisse et fonte musculaire.

Le bébé sorti, le placenta, le sang et le liquide perdus lors de l'accouchement représentent environ six kilos.

Il va falloir aider le corps à éliminer le reste dans un délai rapide, puisque l'essentiel sera fait dans les six semaines, qui est le temps hormonal entre l'état de grossesse et la reprise possible de l'ovulation, c'est-à-dire le retour à l'état hormonal de base.

Dans beaucoup de cultures, la femme est « impure » pendant cette période. Cette notion n'est pas toujours religieuse. Elle signifie que ce qui appartient à la grossesse n'a pas été encore éliminé et qu'il faut purger le corps, le sang, l'utérus...

Pour faire cette cure en si peu de temps, il faut disposer de tout ce qui suit.

- Beaucoup de repos (beaucoup de travail métabolique à faire en un temps record). Peu de verticalité, pas de portage.
- Apporter de l'énergie. Une nourriture riche en sucre et en protéines car il faut alimenter le travail de catabolisme et refaire des muscles.
- Aider le corps à se « purger ».

### *Principes de travail corporel*

Les principes du travail corporel de cette période seront les suivants : protéger, aider le processus physiologique de récupération.

Voici tout ce qu'il va falloir faire.

- Éviter la pesanteur, les portages, la station debout, la constipation et les poussées.
- Corriger parfaitement la statique debout, quand elle est inévitable et aménager les portages.
- Stimuler tous les processus de drainage : respiration abdominale et surtout fausse inspiration thoracique.
- Renforcer le transverse abdominal et les muscles profonds, sans aucun raccourcissement des droits.
- Faire les exercices de renforcement musculaire de préférence couchée, à quatre pattes ou à l'envers.
- Renforcer le dos et les jambes, pour éviter de faire tous les efforts avec les reins et donc de pousser sur le ventre.

*Il s'agit plus de gérer au mieux le quotidien que de faire un entraînement* qui rajouterait de la fatigue, source de mauvaise récupération.

Il faut le plus possible intégrer les exercices au quotidien, le bébé dans les bras, le bébé au sein éventuellement, pour arriver à caser cette remise en forme dans une journée tellement remplie.

*Attention à la station debout et aux portages*

Dans la conception moderne et médicalisée de la naissance, on se couche pour accoucher et on se lève après, le plus vite possible, comme si de rien n'était. On est debout toute la journée et la moitié de la nuit, le bébé dans les bras, quand ce ne sont pas les aînés, les courses, etc.

Dans les systèmes traditionnels, on accouche verticalisée et on se couche après. Les femmes se lèvent très peu pendant le premier mois, sans aucun portage, avec des soins (massages, bandages, breuvages et frictions favorisant le drainage) pour remettre les choses en place au mieux.

Il y a une progressivité dans les efforts : 7, 21 et 40 jours, ce qui correspond à des durées de consolidation des entorses. Or, le corps de la femme a subi des entorses et certains ligaments ont été particulièrement étirés.

En Asie, la femme ne doit pas soulever plus de sept cents grammes. Même pas la théière. On lui amène son bébé, elle le nourrit mais ne le porte pas.

Les mamans se rendent facilement compte qu'elles ont perdu des muscles, en particulier dans les jambes. S'accroupir et se relever, une charge dans les bras, le dos droit, simplement en dépliant ses genoux et ses hanches ne sera peut-être pas facile le lendemain de l'accouchement ! Il faudra progressivement remuscler les jambes, mais éviter de vous pencher et relever en poussant sur le ventre (voir chapitre Abdominaux et vie quotidienne).

Être capable de tenir le dos droit pendant une tétée sera sans doute impossible. Ce n'est pas une raison pour s'avachir sur une pile de coussins qui empêche tout travail du dos, pousse sur le ventre, crispe les épaules et la nuque, tire sur le sein. Quand ce n'est pas assise sur une fesse, bien tordue pour tout arranger !

## *Quelques situations particulières*

*Nourrir bébé*

• *En position couchée*

Si vous allaitez au sein, essayez de le faire couchée le plus souvent possible, c'est le moyen de vous reposer un peu, d'être à l'horizontale ! Mais il faut aménager la posture et ne pas laisser le ventre « pendre » dans le vide, ce qui étire trop les abdominaux et les ligaments qui suspendent l'utérus au bassin, amplifiant la cambrure. C'est un cercle vicieux.

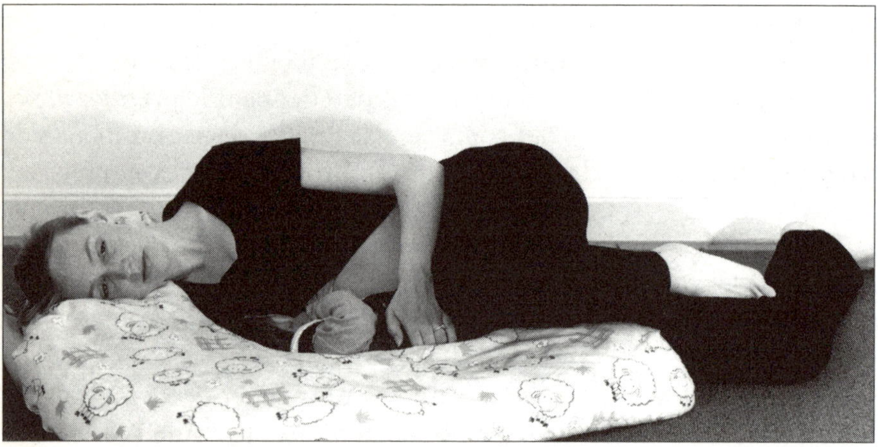

Placez un petit coussin sous l'oreille et un gros sous le genou supérieur, que vous remontez pour que l'angle cuisse-dos soit inférieur à 90°, comme lors de la grossesse. *Le bébé dehors remplace le bébé dedans.* Il faut lui faire de la place en surélevant le genou mais ne pas cambrer. Alors l'utérus ne tirera pas dans le vide, votre respiration sera abdominale et vous serez détendue. En prime, vous ne risquerez pas de rouler sur le bébé et il ne risquera pas de tomber du lit au cas où vous dormiriez un peu !

Bien sûr, si vous avez un coussin à microbilles (bonne idée de cadeau de naissance si vous ne l'avez pas reçu avant), un seul accessoire suffit.

• *En position assise (sein ou biberon)*

Il faut aménager votre position, avoir les coussins qu'il faut, les appuis qu'il faut (un petit banc sous les pieds, des coussins sur les genoux pour s'appuyer en avant et non en arrière (au balcon !) et poser le bébé… (voir chapitre Abdominaux et vie quotidienne), la position assise. Dans l'ouvrage *Bien-être et maternité*, le lecteur trouvera tout ce qu'il faut savoir sur les positions pour nourrir bébé.

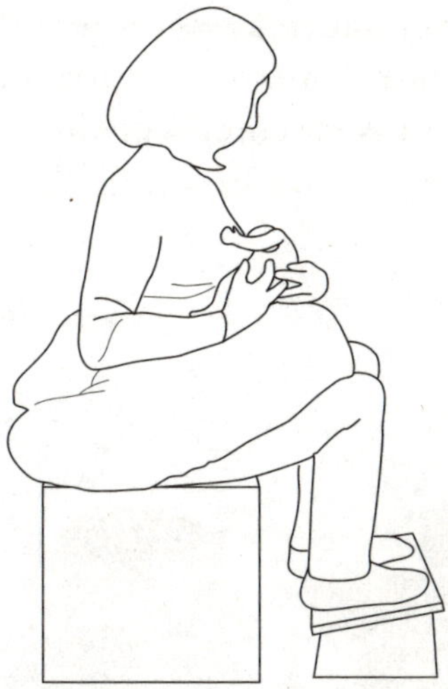

*Portages*

Dans la position bébé dans les bras, évitez d'être toujours debout, le ventre en avant, les épaules en arrière, bébé toujours du même côté. Essayez de le porter tourné vers l'extérieur, sa tête et son dos contre votre thorax, une main sous les cuisses, l'autre sur le ventre du bébé, ou le bébé assis sur votre main, son ventre contre votre avant-bras, ou couché à califourchon sur votre avant-bras.

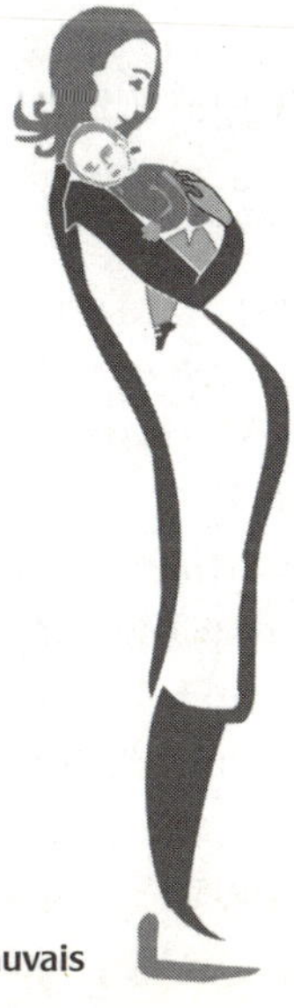

Mauvais

Vous n'aurez plus tendance à rejeter les épaules en arrière, vous pourrez rester plus droite, le poids du corps plus sur les orteils, sans pression sur le périnée, sans étirements des abdominaux.

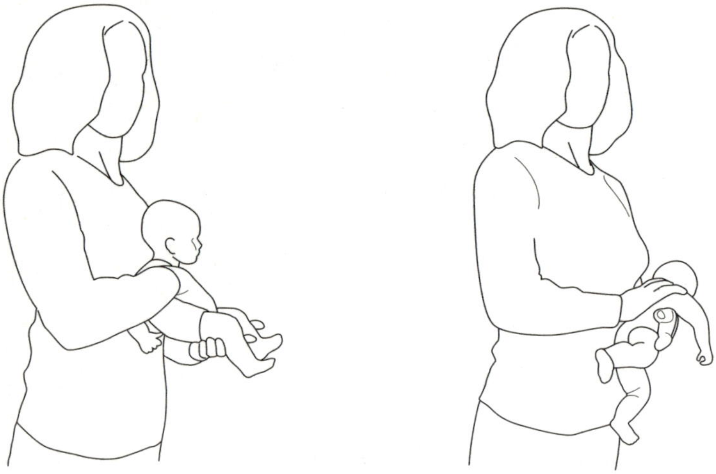

Bon

Si vous devez le bercer longtemps, placez-vous contre un mur et si possible avec un ballon dans le dos (même un ballon de plage ordinaire). Avancez un peu les pieds pour que votre poids soit plus sur le ballon, massez-vous le dos dans le balancement, sans pousser sur le ventre, ni sur le périnée.

*Vous pouvez d'ailleurs vous refaire des jambes en faisant des accroupis de plus en plus bas !*

### *Porte-bébé*

Certains porte-bébés sont particulièrement néfastes pour le dos, le ventre, le périnée de la mère. Et pour le bébé, par la même occasion !

Tous les porte-bébés traditionnels ne sont que des tissus qui permettent au petit d'être en position quasi fœtale, les cuisses remontées, le dos plaqué contre celui qui porte et bien soutenu. La plupart du temps les mères les portent dans le dos, ce qui est bien meilleur pour elles car elles sont alors en avant, la poitrine haute, le dos étiré, sans pression sur le ventre et le périnée. Mais nous sommes incapables de porter des tout petits ainsi.

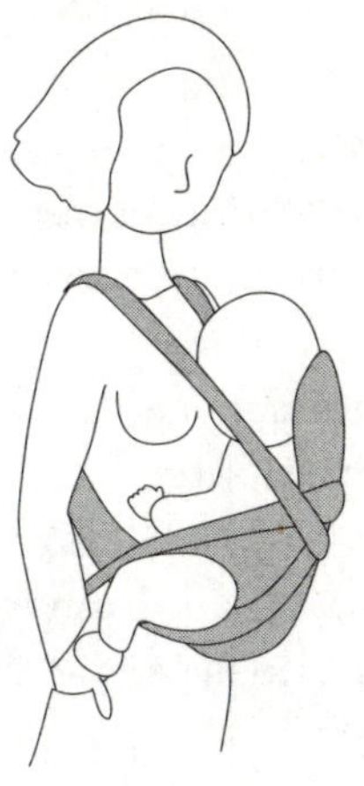
Bon

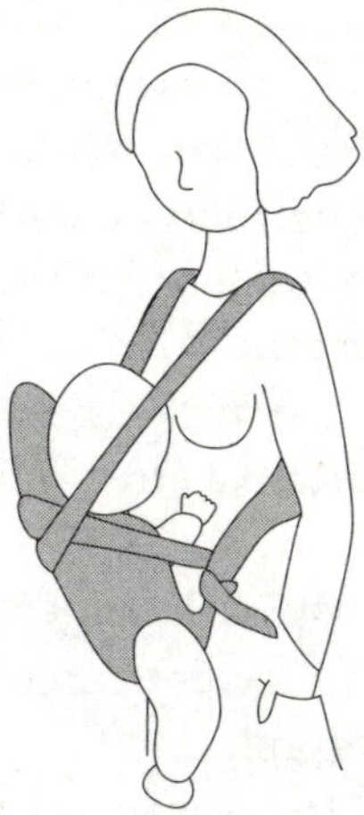
Mauvais

La plupart de nos porte-bébés ne remontent pas les cuisses de l'enfant qui se trouve assis les jambes pendantes dans le vide. C'est très mauvais pour son dos et la circulation dans ses jambes ! Étant moins « compact » il pèse beaucoup plus lourd, par un effet de levier. Et ce d'autant plus qu'il est placé bas, souvent à hauteur des seins de la mère. Ceci ne correspond pas du tout au contact normal recherché quand le bébé est contre soi !

Dans ce type de portage il n'est pas possible de plaquer le bébé contre le corps de celui qui porte. Il est alors trop flottant dans le porte-bébé et part en arrière, en rappel. La mère va alors reculer ses épaules pour faire « contrepoids », essayer de le remonter d'une main. Bref tout y est pour arranger la statique !

Si vous utilisez un porte-bébé, il faut que le bébé :
- ait les jambes remontées, les cuisses soutenues,
- soit très haut (sa tête sous votre menton),
- puisse être bien plaqué contre vous, qu'il soit en maillot de bain ou avec sa doudoune. Ceci veut dire que le porte-bébé doit être réglable en hauteur et en profondeur.

*Aider les processus de récupération*

Il s'agit ici d'aider le processus de récupération par le drainage, la remise en place des organes, un travail sur les systèmes de suspension et de soutien.

*Avantages de la fausse inspiration thoracique*

C'est l'exercice de choix, *à faire dès la table d'accouchement* pour stimuler les contractions utérines et remonter les viscères, surtout si vous avez beaucoup poussé !

Vous allez être impressionnée par la puissance de l'exercice à cette période. Le ventre va être creux ! Tout va remonter !

La fausse inspiration thoracique va servir au drainage, au repositionnement des viscères, au renforcement de la sangle abdominale et du périnée profond.

• *L'utérus* va être stimulé et va se contracter. Il pèsera moins, tirera moins sur les ligaments qui le suspendent, d'autant que vous le remontez de façon très spectaculaire.

C'est un bon moyen d'éviter les descentes d'organes et de récupérer des dégâts d'une précédente grossesse. En respectant bien sûr les autres précautions.

• *La vessie* va être remontée et verticalisée. Elle se videra mieux, ce qui est important car beaucoup d'accouchées ont du mal à uriner ou à vider complètement, d'où un surpoids sur le périnée et un risque de poussée pour vider (à ne jamais faire, bien sûr !)

• *Les intestins* sont massés, ce qui est très efficace pour stimuler le transit, perturbé entre autres par le changement de pression.

• *Les reins* sont massés et la diurèse (production d'urine) va augmenter. Or il y a un excès de liquide à éliminer et il faut aider les reins.

• *Le foie* va être massé (les côtes s'écartent très fort). C'est un puissant organe d'élimination. Vous stimulez la vésicule biliaire et donc le transit. La circulation dans le foie va être activée avec une augmentation du « pompage ». Or c'est le système porte qui circule dans le foie et c'est lui qui draine le périnée. C'est donc excellent quand il y a des hémorroïdes, un œdème dans le périnée.

• *La rate* est aussi massée avec stimulation de la production de globules rouges. On en a souvent bien besoin !

• *La circulation retour* est activée par la dépression créée par le diaphragme (des examens par doppler ont permis de vérifier cette action). Il y a souvent des œdèmes dans les jambes après l'accouchement, surtout si vous avez reçu beaucoup de liquide en perfusion.

• *Le périnée* est drainé, ce qui est important pour sa cicatrisation et son fonctionnement. Il y a une tonification réflexe (c'est-à-dire automatique, sans rien faire de volontaire) du plan profond, celui qui soutient les viscères, empêche les descentes d'organes et prévient donc les incontinences.

C'est aussi le plan le plus important pour la sexualité.

*Du point de vue abdominal,* il y a un renforcement réflexe du transverse et des petits obliques. Beaucoup de mamans ressentent des petites courbatures dans le bas du ventre en pratiquant ces exercices.

*Pratique de la fausse inspiration thoracique*

L'exercice peut se faire dans toutes les positions. Le plus souvent possible dès la maternité, en expirant lentement et en restant vide le plus possible pour qu'il n'y ait pas qu'un « coup de ressort », mais un effet sur les ligaments et les structures profondes.

Il est à pratiquer impérativement après chaque selle (car il y a toujours un petit mouvement vers le bas des viscères) et chaque fois que vous sentirez que « ça pèse » dans le bas du ventre. Ce même si vous êtes debout dans la rue ou le bus ! Il faut remonter tout de suite les viscères et ne pas laisser peser durant des heures.

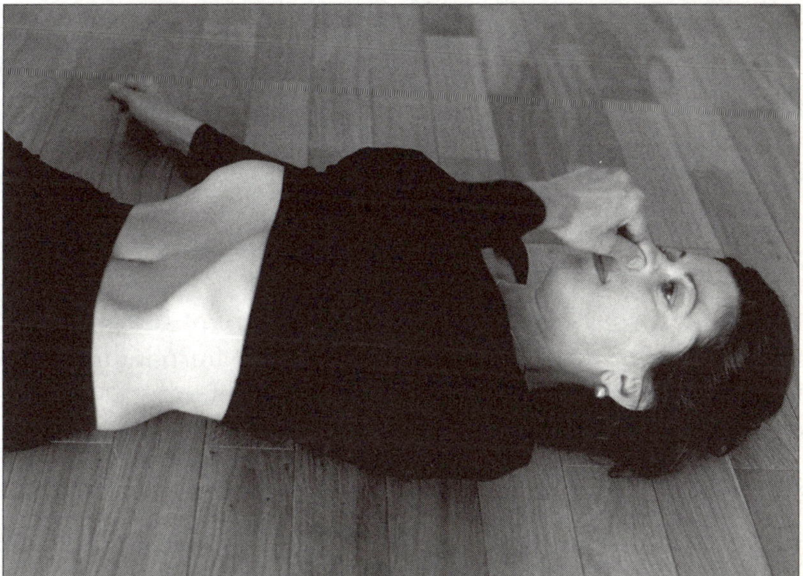

Commencez sur le dos, dans votre lit, ou sur le sol (voir, plus haut, la partie consacrée à la fausse inspiration thoracique).

- Replacez le bassin *sans raccourcir les grands droits.*
- Enlevez les oreillers qui vous plient en deux, tête en avant.
- Expirez (après contraction du périnée, même s'il y a des points de suture… ça ne fait pas mal de serrer).
- Fermez la bouche et bouchez-vous le nez avec les mains.
- Appuyez bien l'occiput sur le sol ou le lit (menton rentré).
- Faits semblant d'inspirer dans la poitrine, montez la poitrine, ouvrez les côtes, sans laisser rentrer l'air. Si vous n'y arrivez pas, reniflez, nez bouché par la main.

Vous devez voir le ventre « avalé », creux, les côtes ouvertes.

Quand vous aurez bien senti, vous pouvez tenter de faire l'exercice sans boucher le nez, juste en bloquant la glotte. Il faut arriver à ne pas laisser rentrer l'air.

• *Couchée sur le dos*

*Dos rond* (voir la petite série couché, dans les abdominaux subtils) : détente des épaules, du milieu du dos, « corset » maximum…

*Dos rond en étirement maximum* (plus poussé) : de la nuque au sacrum… corset puissant !

Resserrez le bas du ventre une deuxième fois quand vous êtes au plus loin du vide.

*Vous aurez sûrement des contractions… et vous stimulerez l'émission du lait !*

• *Couchée sur le côté* : le bébé éventuellement près de vous, à partir de la position d'allaitement.

*Dos creux*, mains sous l'occiput, avec détente du haut du dos, de la nuque, des épaules…

*Dos creux en demi-pont* : tout en vous refaisant des jambes, des cuisses, des fesses, en travaillant la circulation (antiphlébite et anti-jambes lourdes), en étirant la nuque et en musclant le dos et le périnée. Qui dit mieux ? Le bébé sur votre ventre, si vous voulez…

• *À quatre pattes*

À quatre pattes ou équivalent (étirée au pied du lit ou appuyée sur le lavabo).

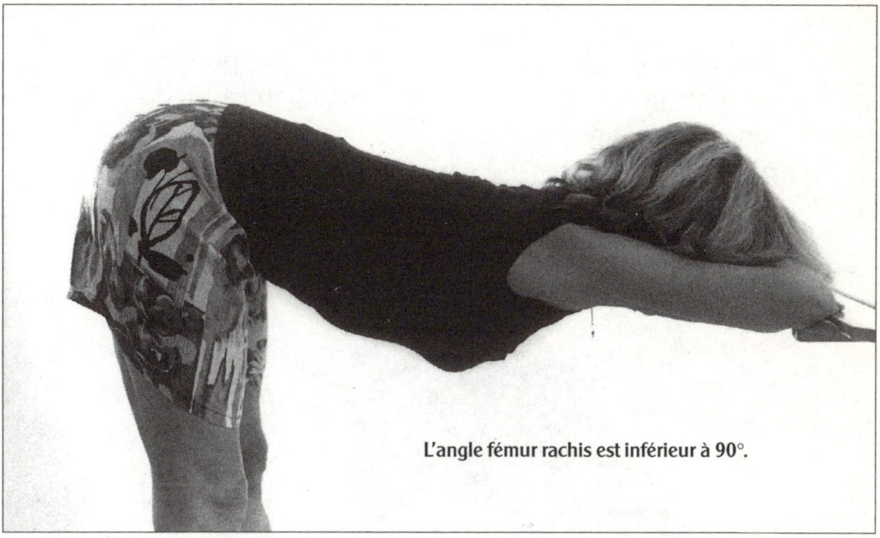

L'angle fémur rachis est inférieur à 90°.

C'est très puissant pour le transit !

*À quatre pattes, en inflexion latérale.* Très intéressant parce que vous êtes souvent un peu « tordue » par les portages et que vous allez pouvoir rééquilibrer aussi vos tensions dans le dos en insistant sur le côté le plus pénible (c'est celui qui a besoin d'être étiré).

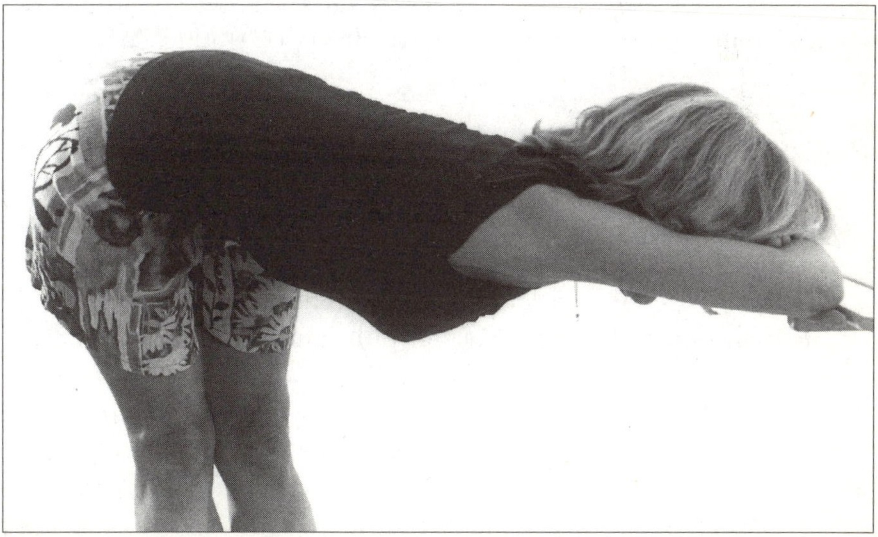

• *Assise*

Assise en appui sur votre table (ou votre bureau) ou sur vos genoux, en dos creux, en dos rond, pour détendre les épaules. En dos plat, bébé dans les bras ou au sein...

Très puissante remontée viscérale !

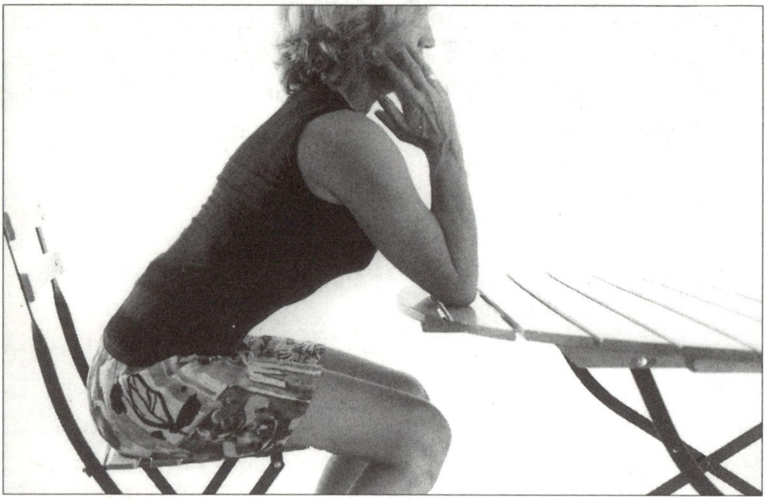

• *Debout*

Bien placée, le poids du corps un peu en avant, par exemple dans le bus, le bébé en porte-bébé, les mains sur un pilier, à hauteur des épaules, faites monter la poitrine et reculez votre nuque. Personne ne verra rien !

*Protection et soutien : priorité au transverse*

C'est le transverse qui soutient les organes « par en dessous ». Son rôle est fondamental quand on est debout et doit être renforcé dès qu'on se verticalise.

C'est aussi de lui que dépend le travail des muscles profonds du dos, le maintien de la verticale (voir plus haut à anatomie fonctionnelle).

Il va avec une bascule correcte du bassin. Il aide à la faire et son tonus signale que vous êtes dans la bonne position. Il devrait toujours être tonique quand vous êtes debout (voir ceinture de chasteté, bascule du bassin, posture à genoux, etc.)

Pour le renforcement du transverse, tous les exercices sont adaptés (voir chapitre 3).

*Et la ceinture ?*

Notre médecine est bien contradictoire ! On déconseille le port de gaines sous prétexte que ça empêcherait le travail des abdominaux. Mais, en même temps, il ne faut surtout pas travailler les abdominaux avant au moins six semaines, période pendant laquelle l'utérus est lourd, les ligaments distendus et les abdominaux beaucoup trop étirés pour tenir quoi que ce soit. Même logique avec le périnée qu'il ne faut pas travailler parce qu'il est faible.

On ne s'occupe en fait que des muscles forts, pour les rendre super-forts, alors qu'il faudrait les protéger justement pendant la période de faiblesse.

On dit qu'il ne faut pas travailler les abdominaux avant d'avoir renforcé le périnée. Après quoi on fera des abdominaux qui poussent dessus ! Alors, si on ne renforce pas les abdominaux tout de suite et si on ne soutient pas par une ceinture… on reste couchée ? Mais non, il faut se lever, à cause des phlébites (il y aurait pourtant bien d'autres choses à faire pour éviter les phlébites que d'être debout) !

En réalité vous allez être beaucoup debout, sans aucun soutien, car il est pratiquement impossible d'avoir une sangle abdominale compétente avant quelques semaines, en raison de l'étirement des différents abdominaux et parce qu'il est très difficile d'avoir une statique parfaite toute la journée, surtout un bébé dans les bras ! On porte bien des soutiens-gorge quand les seins sont lourds !

Si donc vous avez quelques « facteurs de risque », comme le fait d'avoir pris beaucoup de poids, d'avoir eu un ventre très distendu, d'avoir plusieurs étages à monter, des enfants plus grands à porter, un déménagement à faire, etc., si vous sentez une pesanteur après une station debout, il vaut mieux porter la ceinture quand vous êtes debout.

Vous éviterez d'étirer encore vos abdominaux, d'aggraver la situation, vous aiderez vos muscles du dos à travailler, à tenir. Vous vous sentirez redressée.

Si vous mettez bien la ceinture où il faut, elle n'empêchera pas la respiration, elle tiendra le bassin (bon pour les douleurs du bas du dos, de la symphyse) elle soutiendra l'utérus par en dessous et *vous renforcerez votre sangle abdominale transverse.*

En effet, le transverse n'est pas un muscle de mouvement mais de tonus et, si vous lui gardez sa longueur d'équilibre au lieu de l'étirer, vous améliorez son tonus. De plus, par la synergie avec les muscles profonds du dos, vous renforcez l'ensemble.

*Attention, il faut bien placer la ceinture horizontale et non suspendre le ventre au creux des reins.*

*Le renforcement de la sangle abdominale sans pression*

*Les imaginaires* sont parfaits pour travailler dans le lit, le bébé au sein, sur le côté ou sur le dos, ou assise. Pour cela, voir les abdominaux magiques.

C'est bon aussi pour le moral de sentir son corps qui répond, sans qu'on soit obligée de rajouter une fatigue.

• *Premiers exercices pour les obliques*

À faire autour de trois semaines, quand vous n'avez plus d'autres priorités.

Ceux de la première série, en commençant par le périnée et sur l'expiration, par exemple contre-résistance avec le bras, les torsions couchées qui font beaucoup de bien aux épaules et au haut du dos…

*Sur le ballon* : si vous avez un ballon de gymnastique, vous pouvez bercer le bébé en faisant travailler vos obliques.

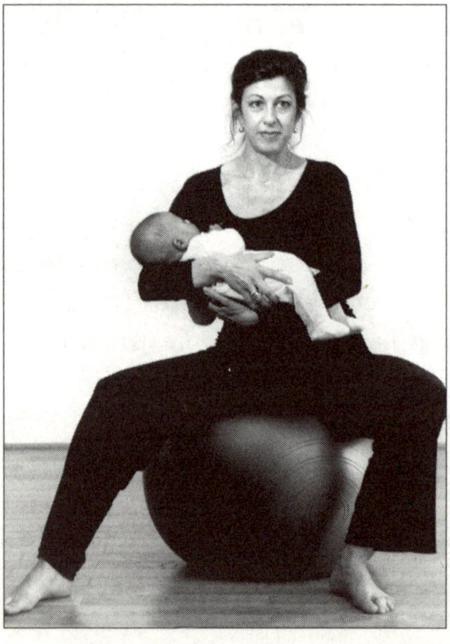

• *Premiers exercices pour les grands droits*

Au bout de quatre semaines environ, les exercices avec la sangle, qui étirent le dos et l'arrière des jambes sont intéressants. Mais limitez-vous : *ne faites que ceux dans lesquels vous n'avez pas du tout de « sortie du ventre »* quand vous lâchez la sangle.

Le pied sous la commode, l'exercice avec le parapluie peuvent se faire si vous n'avez aucune poussée vers l'extérieur.

• *Réduire le diastasis*

L'exercice a pour but de réduire l'écartement des grands droits, *le diastasis.*

Partez couchée, le dos bien à plat, les jambes allongées légèrement écartées. En expirant et en serrant le périnée, imaginez que vous resserrez les jambes l'une contre l'autre puis que vous resserrez un tissu autour des hanches, de la taille, des côtes… en remontant.

Cherchez à être la moins large possible des genoux aux aisselles. Les côtes aussi vont se rapprocher mais ne vous tassez pas.

Progressivement, en contrôlant toujours vos poussées, vous allez pouvoir diversifier les exercices, en fonction de votre forme.

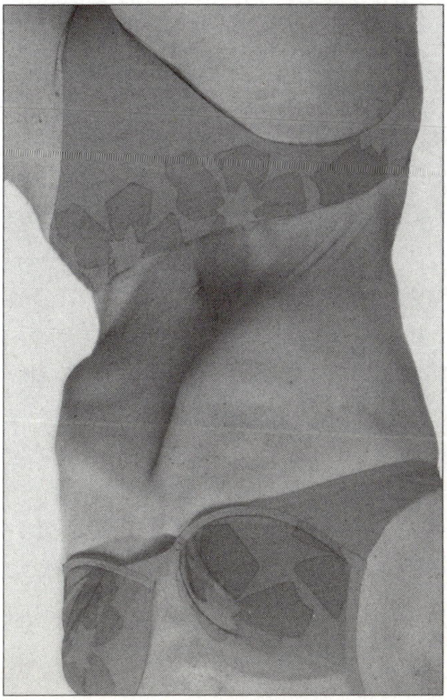

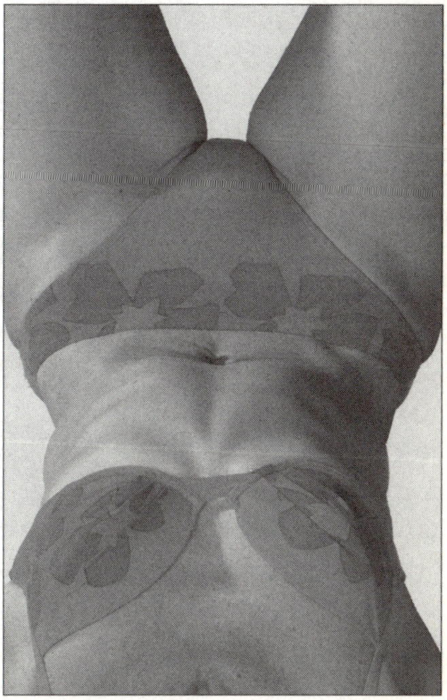

## La ménopause

### *Physiologie de la ménopause*

Le changement hormonal, comme à chacune des étapes de la vie de la femme, s'accompagne de changements physiques difficiles à maîtriser. Il y a souvent une prise de poids avec empâtement de la taille, congestion de la région abdominale, ballonnements, relâchement de la sangle musculaire. Le ventre n'est plus aussi plat, aussi tonique.

Il y a souvent aussi apparition ou aggravation des problèmes périnéaux : fuites urinaires, difficultés à retenir les gaz, constipation, sensation de pesanteur dans le bas du ventre, descente d'organe.

Beaucoup de femmes essaient de réagir en se remettant au sport qu'elles avaient un peu négligé faute de temps pendant les années de travail et de maternage. Certaines se décident à faire de la gymnastique pour arrêter cette évolution. Or, il ne faut pas se jeter dans n'importe quelle activité.

### *Ce qu'il convient d'éviter*

Il y a en effet quelques risques assez bien répertoriés, dont il faut bien tenir compte.

Le cœur et les vaisseaux n'ont plus vingt ans et ne peuvent supporter brutalement des rythmes violents. Les articulations ont supporté aussi les années et certaines se sont usées. Les genoux, les hanches, les épaules peuvent être douloureux. Il y a aussi des douleurs ligamentaires « baladeuses », des tendinites.

Le plus souvent, la course, le tennis, les sports violents ne sont pas très bien supportés, sans oublier l'impact sur le périnée.

En ce qui concerne les abdominaux, il est évident que le raccourcissement des grands droits est plus que jamais à éviter. Tasser la colonne vertébrale n'est pas la bonne piste dans une période où le risque de tassement vertébral augmente considérablement avec la carence hormonale. La pesanteur qui s'est exercée pendant de nombreuses années (encore aggravée par le surpoids) ne doit pas être augmentée par des mouvements mal conduits et les abdominaux hyperpressifs.

### *Choix d'exercices*

• *Au plan articulaire*, il faudra privilégier les étirements, la vascularisation de la colonne vertébrale et des articulations, le plus possible en décharge et non avec le poids du corps à supporter. On choisira les postures couchées, à quatre pattes, à l'envers, les suspensions.
• *Au plan musculaire*, on privilégiera le renforcement du transverse abdominal, particulièrement sensible au relâchement. Il est fondamental pour la silhouette, contre les ballonnements et douleurs du bas du ventre, car il maintient les organes vers l'intérieur en position verticale. Il l'est aussi contre les douleurs du bas du dos (voir la synergie avec les muscles profonds du dos et le contrôle dans la bonne bascule du bassin).
• *Au plan métabolique*, comme en suites de couches, il faut accentuer le drainage en stimulant les fonctions d'élimination : transit, circulation foie, reins.

*Les meilleurs exercices sont les fausses inspirations thoraciques.*

Le massage viscéral va augmenter la vascularisation dans l'utérus, les ovaires, les reins et les surrénales, et stimuler les productions résiduelles d'hormones. Il y a une remontée des organes, une remise en tension des ligaments de suspension des organes, un renforcement du transverse bas, une tonification du plan profond du périnée qui en font le meilleur exercice de rééducation périnéale en cas de descente d'organe. En faisant des abdominaux en même temps, l'étirement vertébral est maximum puisque ces exercices sont des autograndissements particulièrement recommandés en cas de tassements vertébraux.

La vascularisation de la colonne est aussi activée, ce qui est indispensable à la régénération des os.

## *À privilégier : les abdominaux imaginaires*

Ils sont aussi très adaptés à cette période où l'agitation, le besoin de dépense physique est moins présent qu'à vingt ans.

La concentration est souvent bien dans le rythme de la période et il est bon de l'entretenir.

La vascularisation cérébrale en est améliorée. On fait du muscle et on s'oxygène la tête en même temps.

En fonction de vos possibilités, des articulations à ménager, vous pouvez composer votre programme et varier. Ceci du moment que vous respectez l'étirement, l'intégration du périnée, une expiration correcte et que vous ne créez pas d'hyperpression (ce que vous contrôlez, une main sur le ventre).

### *Et la ceinture ?*

Comme pour la future maman et la jeune accouchée, il est parfois utile de porter une ceinture bandeau lorsque vous êtes debout, que vous faites des courses, des portages, des efforts.

Si vous n'avez pas une statique correcte, si votre transverse est faible, vous ne pouvez qu'aggraver votre état en laissant votre ventre « partir » dans le vide.

Reportez-vous aux explications données pour la maternité (au début de ce chapitre) pour mieux comprendre le rôle et la bonne utilisation de la ceinture.

C'est une aide qui, bien utilisée, favorisera le travail des muscles du dos, sans empêcher le transverse de travailler, contrairement aux gaines plus montantes à éviter car elles créent trop de pression sur le périnée et ne stimulent pas le travail de redressement.

## Problèmes particuliers

Quel que soit l'âge, il peut y avoir des problèmes particuliers qui méritent d'adapter le travail abdominal d'une manière ciblée.

### *Le périnée*

En cas d'incontinence, de descente d'organe, il faudra plus que jamais proscrire les exercices hyperpressifs.

#### *Principes*

- Travailler plutôt couché, à quatre pattes ou à l'envers, en suspension, mais peu debout.
- Bien maîtriser la bascule du bassin avec les rotateurs externes et le

transverse abdominal, bien maîtriser la statique debout, les portages, la conduite des efforts avec expiration en partant du périnée.

### *Choix d'exercices*

- *Fausses inspirations thoraciques*, pour leur action de repositionnement des organes, mise en tension des systèmes de suspension, renforcement du transverse abdominal et du périnée profond.
- *Exercices de renforcement du transverse.* Bien contrôler avec une main sur l'abdomen qu'elle n'est pas repoussée, qu'il n'y a pas de poussée vers le bas. Si ce contrôle est assuré, vous pouvez faire des séries plus complètes.

## *La constipation*

### *Principes*

Il est important de travailler la respiration abdominale et la sangle abdominale pour stimuler le transit, de savoir « pousser » correctement sans aggraver le problème par une poussée « à l'envers » qui délabre un peu plus le périnée (pour plus de détails, voir l'ouvrage *Constipations. Solutions*). La bonne position aux toilettes est essentielle (voir Vie quotidienne).

### *Choix d'exercices*

- *Exercices de base*, exercices pour les obliques particulièrement efficaces (torsion, crocodiles, étirement latéral).
- *Fausses inspirations thoraciques* : massage idéal. Et, bien sûr, les *grands barattages* (nauli) si vous les maîtrisez.
- *Exercices de renforcement du transverse, exercices pour la poussée* (gonfler un ballon) : la clef d'une évacuation non délabrante.

## *Les maux de dos*

Pour les gens qui ont « mal au dos », voici quelques indications.

*Principes*

• *À éviter à tout prix* : le raccourcissement des grands droits ! Pour le tassement qu'il entraîne avec compression des espaces intervertébraux et parce qu'il concourt à relâcher et étirer trop les muscles du dos (voir, plus haut, les mauvais dos rond, mauvais dos creux, etc.)
• *À maîtriser parfaitement* : la bascule du bassin par étirement et la statique debout correcte, les gestes quotidiens : se pencher, se relever, soulever, etc.

Les autograndissements sont, eux aussi, à maîtriser parfaitement.
• *À renforcer* : le transverse, pour son action sur les muscles du dos.
• *À renforcer aussi* : tous les « gainages », séries de base qui combinent transverse, obliques et grands droits *isométriques*.

*Choix d'exercices*

Les imaginaires sont particulièrement indiqués en cas de douleur, puisqu'il n'y aura pas de mouvement (et donc pas de douleur) et la possibilité de travailler les abdominaux et les muscles du dos, en équilibre, jamais raccourcis.

Les suspensions ont un effet antalgique et permettent en même temps un renforcement en étirement.

## Après une opération

Après une opération, on retrouve la douleur à la mobilisation, les risques circulatoires, les problèmes de transit, la fonte musculaire rapide…

*Principes*

*Les positions d'étirement* (bonne bascule du bassin), la respiration abdominale sont prioritaires. Tous les mouvements doivent se faire sur l'expiration, après contraction du périnée. Ils seront beaucoup moins douloureux, surtout si l'intervention a touché le ventre (césariennes entre autres).

*Chaque raccourcissement des grands droits va entraîner une douleur.* Les exercices couchés, par exemple sur le côté, sont souvent accessibles rapidement.

*La fausse inspiration thoracique* peut se faire aussi très précocement. Elle ne provoque pas de douleur en cas d'intervention abdominale, aidera au transit et à la circulation, évitera les adhérences.

*Choix d'exercices*

Plus l'immobilisation sera longue et stricte, plus les imaginaires seront les remèdes magiques pour maintenir les muscles des jambes, du dos, de l'abdomen, faire circuler le sang. Et occuper l'esprit positivement !

## Les personnes à mobilité réduite

Il faut aussi parler des personnes à mobilité réduite, en fauteuil roulant, par exemple ou simplement des personnes contraintes provisoirement à l'immobilité, lors de voyages longs, en train ou en avion.

Le peu de motricité expose à des troubles de transit, à une insuffisance circulatoire, à un tassement avec relâchement des muscles du dos, ce qui peut finir par diminuer la ventilation (diaphragme coincé, respiration thoracique superficielle).

*Principes*

Il faut aménager la posture assise en assurant le redressement, l'étirement (coussin).

Le travail doit largement porter sur les points suivants.

- *S'étirer, combattre la pesanteur* : les autograndissements assis, les respirations abdominales, les dos creux, les étirements type quatre pattes en appui sur la table.

- *Stimuler le transit et la circulation* : les fausses inspirations thoraciques, assis ou couché. Les torsions assises, les exercices pour les obliques en position assise bien aménagée (pieds rehaussés, penché en avant).

- *Bien maîtriser la poussée défécatoire et aménager les toilettes* (voir l'ouvrage *Constipations. Solutions*).

*Choix d'exercices*

Les imaginaires permettront de conserver une musculature et une circulation dans les membres inférieurs, dans le dos, dans les abdominaux. Avec une très bonne rentabilité puisqu'ils travaillent en même temps les antagonistes et la respiration.

## Les personnes âgées

### *Physiologie du vieillissement*

Le plus important est la grande *fonte musculaire*. Selon les morphologies, les personnes âgées sont grosses ou au contraire maigres, mais un peu « ratatinées », comme desséchées.

La *masse musculaire* diminue beaucoup et il faudrait au moins quatre fois plus de travail qu'à vingt ans pour garder des muscles. Ce qui est évidemment encore plus difficile pour ceux qui ont fait beaucoup d'exercice dans leur jeune âge.

Il est évident que la force diminue et que moins on sollicite les muscles plus ils fondent vite. Les personnes âgées qui marchent pour faire leurs courses ou sortir le chien gardent une autonomie qui diminue très rapidement quand elles ne marchent plus.

### *Objectifs prioritaires*

Voici ce dont il faudrait s'occuper en priorité.

• *Garder des jambes*
Les exercices avec le ballon (accroupi-relevé, contre le mur par exemple).

Le travail autour du demi-pont, les exercices pour les obliques qui font travailler les jambes sont à privilégier, même couché dans le lit.

• *Lutter contre le tassement vertébral*
Aménager son siège pour regarder la télévision ou lire. Pratiquer souvent les autograndissements, même assis sur une chaise, ou le front en appui sur la table, type quatre pattes.

Les étirements sur l'expiration, les suspensions sont des postures excellentes.

• *Renforcer le transverse*
Travailler beaucoup la respiration abdominale avec le périnée pour faire circuler le sang, stimuler le transit qui souvent pose problème.

• *Pratiquer les fausses inspirations thoraciques*
Sans forcer sur le vide (surtout si le cœur est fatigué), par exemple à moitié plein, et en espaçant les exercices pour ne pas se fatiguer trop.

Les indications sont toujours les mêmes. Stimuler les drainages, en particulier le transit et la circulation dans les jambes et le bassin, repositionner les organes, tonifier le périnée profond et le transverse, étirer la colonne.

• *Pratiquer les abdominaux imaginaires*
Ils sont particulièrement indiqués quand la musculature est trop faible pour assurer le mouvement ou quand une articulation est douloureuse, pour éviter l'atrophie des muscles. Par exemple, les tendinites des épaules empêchent parfois de lever les bras, ce qui entraîne rapidement la fonte des muscles de l'épaule et une faiblesse impossible à récupérer.

En pratiquant de façon imaginaire, il y a maintien de la masse musculaire (et des antagonistes), de la vascularisation des muscles et des articulations, du travail cérébral de concentration. Tout cela *sans aucune douleur*, dans son fauteuil ou dans son lit, sans aucun matériel. Vous pourrez aussi faire travailler les jambes, les bras, le dos, sur le même principe.

# CONCLUSION

Les abdominaux sont des muscles « centraux » du corps, essentiels aux fonctions de mouvement comme aux fonctions végétatives.

Ils doivent être protégés, travaillés en équilibre, en respectant l'étirement du dos et l'amplitude respiratoire. Ils doivent permettre de soutenir et contenir les organes : « grandir-mincir » en toute situation.

La compréhension des erreurs possibles, la connaissance des pratiques justes permettent un travail varié, ludique, adapté à toutes les situations.

Ce livre vous donne des pistes et vous guide sur le chemin…

# ADRESSES UTILES

Dans ce livre, nous vous avons parlé de coussins et de ceintures. Le polochon de relaxation Corpomed® et la ceinture-bandeau de maternité ainsi que différents articles pour le dos sont vendus par Euroform, dans La boutique de la jeune maman, à Paris, ou par correspondance.
Euroform : 50 bis, rue de Douai 75009 Paris
(téléphone : 01 40 16 44 04).

## TABLE DES MATIÈRES

Quinzième Tirage
Achevé d'imprimer en novembre 2007
par la Nouvelle imprimerie Laballery (Clamecy, Nièvre)
pour le compte de Robert Jauze
41, rue Barrault 75013 Paris.

Photographies de Jean-Gabriel Aubert, Patrick Martin,
Thomas Pistre (page 138 haut gauche),
Sophie Steinberger (pages 154, 159, 164).
Dessins et schémas de Sophie Dumontet, I.A. Kapandji
(pages 28, 29, 30, 32, 33 haut droite, 39, extraits avec son aimable
autorisation du tome 3 de son livre *Physiologie articulaire. Schémas commentés
de mécanique humaine*, Paris, éditions Maloine, 1975),
David Lee Fong (pages 140, 145,149, 155 haut, 156, 157)
et D. R. (page 148).

Composition de Catherine Dupin (Paris).
Maquette, mise en page de David Lee Fong (Paris).
Couverture de David Lee Fong.

Numéro d'impression : 711039
Dépôt légal : 4e trimestre 2007.

*Imprimé en France*